Dieta Chetogenica

Sapori Rivoluzionari: Esplora il Mondo della Chetogenica con Ricette Che Deliziano il Tuo Palato. Include un Piano Alimentare di 60 Giorni

Annalisa Roverato

Tabella dei Contenuti

Capitolo 1: L'Essenza della Dieta Chetogenica

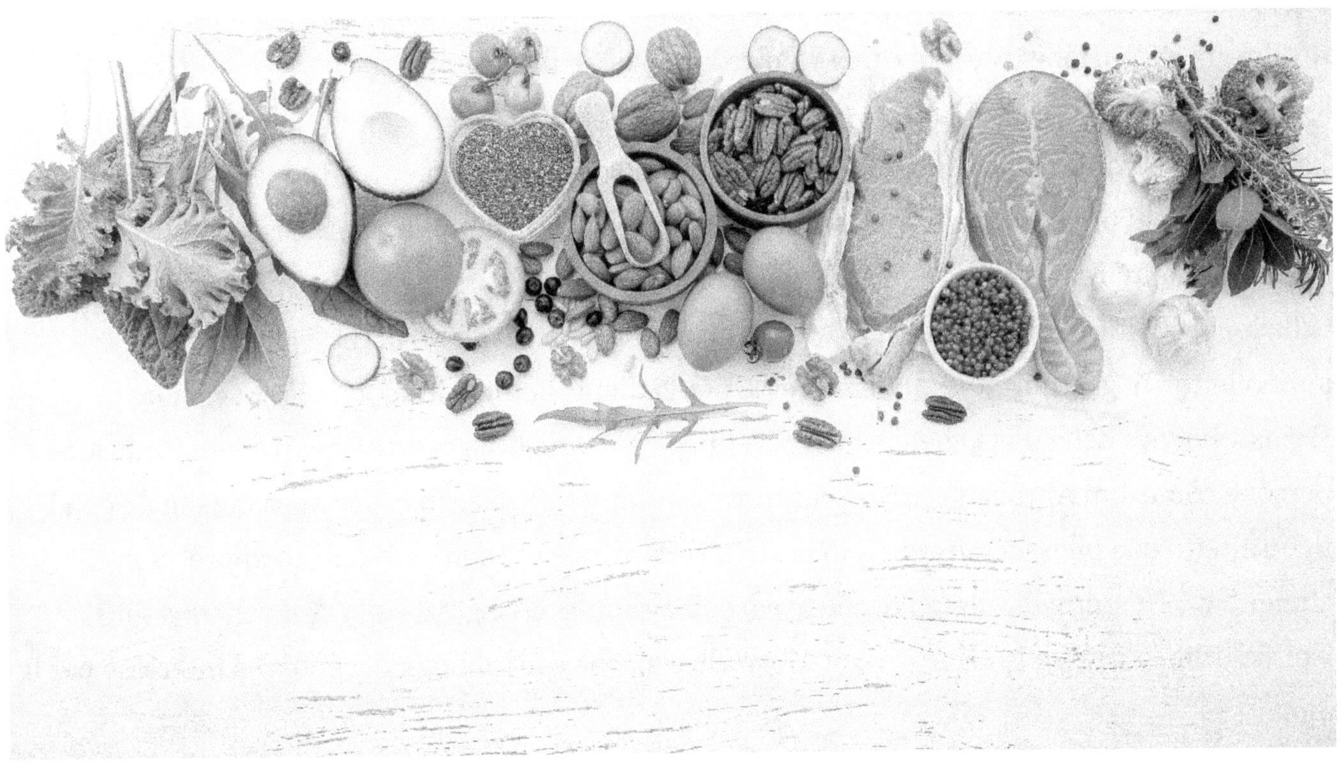

1.1. Origini e Evoluzione della Dieta Chetogenica

La storia della dieta chetogenica è un viaggio affascinante che attraversa secoli di esplorazione medica e culturale. Originariamente concepita non come un metodo per la perdita di peso, ma come strumento terapeutico, la dieta chetogenica ha radici che risalgono all'antica Grecia. Ippocrate, spesso considerato il padre della medicina occidentale, documentò l'uso del digiuno per controllare le crisi epilettiche. Questa pratica, basata sull'osservazione e l'esperienza, poneva le fondamenta per ciò che sarebbe diventata la dieta chetogenica.

Nel XIX secolo, il digiuno come trattamento per l'epilessia guadagnò popolarità grazie ai lavori di Parisian neurologist Jean-Martin Charcot. Tuttavia, fu solo all'inizio del XX secolo che la scienza iniziò a decifrare il meccanismo dietro questo fenomeno. Nel 1921, il dottor Russell Wilder della Mayo Clinic propose per la prima volta il termine "dieta chetogenica" e sviluppò un regime alimentare che mimava gli effetti del digiuno producendo corpi chetonici attraverso un'elevata assunzione di grassi e una ridotta assunzione di carboidrati.

La dieta chetogenica guadagnò rapidamente terreno come trattamento efficace per l'epilessia, soprattutto nei bambini che non rispondevano ai farmaci disponibili. Il successo di questo regime alimentare in ambito clinico fu notevole, con numerosi pazienti che sperimentavano una riduzione significativa delle crisi epilettiche. Tuttavia, con l'avvento di nuovi farmaci antiepilettici negli anni '30 e '40, l'interesse per la dieta chetogenica cominciò a scemare.
Il rinascimento della dieta chetogenica avvenne negli anni '90, grazie al lavoro e alla dedizione di persone come Jim Abrahams, un produttore cinematografico la cui esperienza personale con il figlio affetto da epilessia refrattaria lo portò a riscoprire e promuovere questo approccio alimentare. La storia di suo figlio, che trovò sollievo dalle crisi grazie alla dieta chetogenica, ispirò il film "First Do No Harm", con Meryl Streep, che contribuì a riaccendere l'interesse per la dieta.

Parallelamente all'uso terapeutico, la dieta chetogenica cominciò ad essere studiata e apprezzata per i suoi potenziali benefici nel controllo del peso e nella gestione di altre condizioni metaboliche come il diabete di tipo 2 e la sindrome dell'ovaio policistico. La comprensione dei meccanismi metabolici dietro la chetosi – uno stato in cui il corpo brucia grassi anziché carboidrati come fonte primaria di energia – aprì nuove frontiere nella nutrizione e nella gestione del benessere.

Con il passare degli anni, la dieta chetogenica si è evoluta oltre il contesto clinico, diventando popolare tra coloro che cercano un approccio efficace alla perdita di peso e al miglioramento del benessere generale. La sua capacità di ridurre l'appetito, aumentare la perdita di peso e migliorare i marker di salute come la glicemia e i livelli di colesterolo ha attratto un vasto pubblico. Inoltre, l'enfasi sulla qualità dei grassi consumati e la riduzione degli zuccheri e degli alimenti trasformati si allinea con le tendenze moderne verso un'alimentazione più naturale e meno industriale.

L'era moderna ha visto la dieta chetogenica adattarsi e integrarsi con vari stili di vita e culture culinarie. La crescente disponibilità di ricette chetogeniche e prodotti specifici ha reso questo regime alimentare più accessibile e versatile. La comunità chetogenica online, che condivide consigli, ricette e storie di successo, ha contribuito a diffondere la conoscenza e la popolarità di questo approccio nutrizionale.

La dieta chetogenica, con le sue radici profondamente ancorate nella storia medica e la sua evoluzione in un movimento globale per il benessere, rappresenta un esempio straordinario di come la conoscenza antica possa essere riscoperta e reinventata in un contesto moderno. Dal trattamento dell'epilessia ai piani per la perdita di peso e il miglioramento della salute metabolica, la dieta chetogenica continua a evolversi, adattandosi alle esigenze e alle scoperte del nostro tempo.

1.2. Benefici Scientifici e Potenziali Effetti

La dieta chetogenica, un regime alimentare caratterizzato da un alto consumo di grassi, moderato di proteine e basso di carboidrati, ha catturato l'attenzione della comunità scientifica e del pubblico per i suoi numerosi benefici per la salute. Questo capitolo esplora in dettaglio i benefici scientificamente comprovati e gli effetti potenziali di questo approccio nutrizionale, approfondendo le ricerche che hanno contribuito a definire il suo ruolo nel miglioramento della salute e del benessere.

Uno dei più riconosciuti benefici della dieta chetogenica è la sua efficacia nel trattamento dell'epilessia, in particolare in quei casi resistenti ai trattamenti farmacologici tradizionali. La capacità della dieta di ridurre la frequenza e la gravità delle crisi epilettiche in alcuni pazienti è stata ampiamente documentata, con numerosi studi clinici che mostrano miglioramenti significativi. Questo effetto è attribuito alla produzione di corpi chetonici durante la chetosi, uno stato metabolico indotto dalla dieta chetogenica, che sembra stabilizzare l'attività neuronale nel cervello.

Oltre al trattamento dell'epilessia, la dieta chetogenica ha mostrato benefici nel controllo del peso e nel miglioramento della composizione corporea. L'alto contenuto di grassi e la riduzione dei carboidrati promuovono un senso di sazietà, riducendo l'appetito e facilitando così la riduzione dell'apporto calorico totale. Questo, insieme al fatto che il corpo entra in uno stato di chetosi, dove brucia grassi per energia, contribuisce alla perdita di peso. Diversi studi hanno dimostrato che la dieta chetogenica può essere più efficace di diete a basso contenuto di grassi per la perdita di peso a breve termine.

Il potenziale della dieta chetogenica nel migliorare i marker della salute metabolica, come la glicemia e i livelli di colesterolo, è un altro campo di interesse. La riduzione dell'apporto di carboidrati ha dimostrato di abbassare i livelli di glucosio nel sangue e di migliorare la sensibilità all'insulina, fattori cruciali nel trattamento e nella prevenzione del diabete di tipo 2. Inoltre, nonostante l'alto apporto di grassi, la dieta chetogenica può migliorare il profilo lipidico, riducendo i livelli di trigliceridi e aumentando il colesterolo HDL, noto come il "colesterolo buono".

Recenti studi hanno anche esplorato il potenziale della dieta chetogenica nel trattamento di altre condizioni, come il diabete di tipo 2, la sindrome dell'ovaio policistico (PCOS), alcune forme di cancro, e malattie neurodegenerative come Alzheimer e Parkinson. La dieta è stata associata a una riduzione dell'infiammazione e a un miglioramento del metabolismo energetico a livello cellulare, fattori che possono influenzare positivamente queste condizioni.

Nonostante questi benefici, è importante riconoscere che la dieta chetogenica può non essere adatta a tutti. Gli effetti a lungo termine della dieta chetogenica sono ancora oggetto di studio, e ci sono considerazioni importanti relative alla sostenibilità e ai potenziali effetti collaterali, come la chetosi. Inoltre, per alcune persone, soprattutto quelle con determinate condizioni mediche preesistenti, la dieta può presentare rischi e dovrebbe essere intrapresa solo sotto la supervisione di un professionista della salute qualificato.

In conclusione, la dieta chetogenica offre una gamma intrigante di benefici potenziali per la salute, supportati da ricerche scientifiche. La sua efficacia nel trattamento dell'epilessia, nella perdita di peso, nel miglioramento dei marker della salute metabolica, e il suo potenziale nel trattamento di altre condizioni mediche, la rendono un argomento di grande interesse nella nutrizione moderna. Tuttavia, come con qualsiasi approccio dietetico, è fondamentale considerare l'individualità di ogni persona, le sue esigenze specifiche e le condizioni di salute, e consultare un professionista qualificato prima di intraprendere qualsiasi cambiamento significativo nella dieta.

1.3. Chetogenica: Una Visione Olistica

Nell'esplorare la dieta chetogenica, è fondamentale adottare un approccio olistico che consideri non solo gli aspetti nutrizionali, ma anche le implicazioni fisiche, psicologiche e persino sociali di questo regime alimentare. Una visione olistica della dieta chetogenica implica comprendere come essa interagisce con l'intero essere umano e il suo ambiente, riconoscendo l'importanza di un equilibrio tra corpo, mente e spirito.

La dieta chetogenica, con il suo alto contenuto di grassi e basso di carboidrati, induce il corpo in uno stato di chetosi, dove i grassi sono bruciati per energia anziché i carboidrati. Questo cambiamento metabolico ha effetti significativi non solo sul peso corporeo e sulla composizione, ma anche sull'energia, sulla funzione cognitiva e sull'equilibrio ormonale. Il passaggio a un metabolismo basato sui grassi può portare a una maggiore stabilità dell'energia durante il giorno, contrastando gli alti e bassi associati ai picchi e cali di zuccheri nel sangue.

Sul piano psicologico, la dieta chetogenica può influenzare positivamente l'umore e la salute mentale. Alcune ricerche suggeriscono che un aumento dei corpi chetonici nel cervello può avere effetti antidepressivi e ansiolitici. Inoltre, il miglioramento della qualità del sonno, spesso riportato da coloro che seguono la dieta chetogenica, gioca un ruolo cruciale nel supportare la salute mentale e la resilienza emotiva.

Dal punto di vista sociale e comportamentale, adottare una dieta chetogenica può richiedere significativi cambiamenti nello stile di vita e nelle abitudini alimentari. Questo può influenzare le dinamiche sociali, come le scelte alimentari in occasioni sociali o familiari. È importante che gli individui che adottano questo stile di vita trovino modi per integrare la loro dieta con la vita sociale, trovando un equilibrio che permetta sia il mantenimento della dieta sia il godimento delle interazioni sociali.

La dieta chetogenica può anche essere vista come parte di un percorso più ampio verso il benessere olistico. In questo contesto, l'alimentazione diventa uno dei vari aspetti della cura di sé, che include anche l'esercizio fisico, la gestione dello stress, la connessione con la natura e la cura delle relazioni. È essenziale riconoscere che la nutrizione è solo un pezzo del puzzle del benessere e che la salute ottimale è raggiunta attraverso un approccio integrato e personalizzato. Inoltre, un approccio olistico alla dieta chetogenica implica anche una consapevolezza delle proprie esigenze nutrizionali e di salute, ascoltando il proprio corpo e adattando la dieta per soddisfare queste esigenze individuali. Questo può includere l'aggiustamento dei rapporti di macronutrienti, l'integrazione di determinati alimenti per supportare la salute specifica o la gestione di eventuali effetti collaterali.

Infine, la sostenibilità è un aspetto cruciale di un approccio olistico alla dieta chetogenica. Questo non riguarda solo la capacità di mantenere la dieta a lungo termine, ma anche l'impatto ambientale delle scelte alimentari. La selezione di fonti alimentari sostenibili e etiche, come carne da allevamenti responsabili o prodotti locali e di stagione, può contribuire a un approccio più olistico e consapevole alla dieta chetogenica.

In conclusione, la dieta chetogenica vista attraverso una lente olistica va ben oltre la semplice perdita di peso o il trattamento di specifiche condizioni mediche. Si tratta di integrare questo regime alimentare in un approccio complessivo al benessere, considerando gli effetti su corpo, mente e spirito, nonché l'impatto sulle dinamiche sociali e sull'ambiente. Adottando un approccio olistico, coloro che seguono la dieta chetogenica possono non solo raggiungere i loro obiettivi di salute, ma anche promuovere un benessere più profondo e sostenibile.

Capitolo 2: Fondamenti della Chetosi

2.1. Il Ruolo della Chetosi nel Metabolismo

La chetosi, un processo metabolico al centro della dieta chetogenica, rappresenta un cambiamento fondamentale nel modo in cui il nostro corpo produce energia. Tradizionalmente, il corpo umano dipende dai carboidrati come principale fonte di energia, convertendoli in glucosio. Tuttavia, quando l'apporto di carboidrati è drasticamente ridotto, come avviene nella dieta chetogenica, il corpo entra in uno stato di chetosi, un meccanismo evolutivo per garantire la sopravvivenza durante periodi di scarsità alimentare.

In questo stato, il fegato inizia a convertire i grassi in acidi grassi e corpi chetonici, che poi vengono utilizzati come fonte primaria di energia al posto del glucosio. Questo cambiamento porta a diversi benefici metabolici e fisiologici. Uno dei più evidenti è la perdita di peso: utilizzando i depositi di grasso per energia, il corpo riduce la massa grassa, mantenendo al contempo la massa muscolare, un aspetto cruciale per un dimagrimento sano.

Oltre alla perdita di peso, la chetosi influenza anche il metabolismo dei lipidi e dei carboidrati. I livelli di trigliceridi tendono a diminuire, mentre i livelli di colesterolo HDL (il cosiddetto "colesterolo buono") tendono ad aumentare. Questi cambiamenti nel profilo lipidico sono importanti per la salute cardiovascolare. Inoltre, la chetosi migliora la sensibilità all'insulina, il che è particolarmente rilevante per persone con resistenza all'insulina o diabete di tipo 2.

Un altro aspetto fondamentale della chetosi è il suo impatto sulla funzione cerebrale. I corpi chetonici sono una fonte di energia efficiente per il cervello e alcuni studi suggeriscono che possono migliorare la funzione cognitiva e potenzialmente offrire benefici neuroprotettivi. Questo è particolarmente significativo in condizioni come l'Alzheimer e il Parkinson, dove la chetosi può avere effetti positivi.

La chetosi ha anche un impatto sul controllo dell'appetito e della fame. I corpi chetonici hanno un effetto saziante, riducendo la fame e prevenendo le fluttuazioni di energia e umore associate ai picchi e cali di zuccheri nel sangue. Questo può aiutare a ridurre il consumo calorico complessivo e a mantenere una dieta equilibrata a lungo termine.

Inoltre, la chetosi può avere effetti anti-infiammatori. L'infiammazione cronica è un fattore in molte malattie, e la dieta chetogenica, attraverso la chetosi, può contribuire a ridurre questo stato infiammatorio. Questo è particolarmente utile in condizioni come la sindrome metabolica, alcune forme di cancro e malattie autoimmuni.

Tuttavia, è importante notare che la chetosi deve essere gestita con attenzione. L'entrata in uno stato di chetosi richiede una precisa regolazione dell'apporto di carboidrati e un adeguato apporto di grassi e proteine. L'equilibrio dei nutrienti è fondamentale per garantire che la chetosi sia sicura ed efficace. Inoltre, la transizione alla chetosi può essere accompagnata da effetti collaterali temporanei, spesso definiti come "influenza chetogenica", che includono affaticamento, mal di testa e irritabilità.

In conclusione, la chetosi svolge un ruolo cruciale nel metabolismo all'interno della dieta chetogenica, offrendo benefici significativi per la perdita di peso, la salute metabolica, la funzione cerebrale, e la riduzione dell'infiammazione. Tuttavia, per ottenere questi benefici, è essenziale adottare un approccio equilibrato e ben pianificato, considerando le esigenze nutrizionali individuali e monitorando attentamente la propria salute durante la transizione a questo regime alimentare.

2.2. Raggiungere e Mantenere la Chetosi

Il viaggio verso la chetosi, uno stato metabolico in cui il corpo utilizza i grassi come fonte primaria di energia, è una componente centrale della dieta chetogenica. Raggiungere e mantenere la chetosi richiede non solo una comprensione approfondita del processo, ma anche un impegno costante e consapevole alle scelte alimentari e allo stile di vita.

Entrare in Stato di Chetosi

Il passaggio dal metabolismo dei carboidrati a quello dei grassi inizia con la riduzione significativa dell'apporto di carboidrati. Tipicamente, questo significa consumare meno di 20-50 grammi di carboidrati al giorno. Il corpo, privato della sua fonte di energia abituale, inizia a cercare un'alternativa, rivolgendosi alle riserve di grasso. Il fegato decompone questi grassi in acidi grassi e corpi chetonici, che vengono poi utilizzati per l'energia.

Durante questa fase di transizione, che può durare da alcuni giorni a una settimana, è comune sperimentare sintomi come stanchezza, mal di testa e irritabilità, spesso descritti come l'"influenza chetogenica". Questi sintomi sono temporanei e solitamente si risolvono man mano che il corpo si adatta alla nuova fonte energetica.

Mantenere la Chetosi

Una volta raggiunta la chetosi, è fondamentale mantenere questo stato per sfruttare appieno i benefici della dieta chetogenica. Questo richiede una rigorosa aderenza a un basso consumo di carboidrati, bilanciando accuratamente l'assunzione di grassi e proteine. Un consumo eccessivo di carboidrati può facilmente far uscire il corpo dalla chetosi, interrompendo i processi metabolici che favoriscono la perdita di peso e altri benefici per la salute.

La monitorizzazione dei livelli di chetoni nel corpo può essere utile per confermare lo stato di chetosi. Ciò può essere fatto tramite strisce reattive per l'urina, misuratori del respiro o dispositivi di monitoraggio del sangue. Questi strumenti offrono un feedback immediato sulla presenza e la quantità di corpi chetonici, permettendo di regolare l'alimentazione e lo stile di vita in base ai risultati.

Alimentazione e Scelte di Vita

Il successo nel mantenere la chetosi dipende fortemente dalle scelte alimentari. Gli alimenti ricchi di grassi sani come l'avocado, l'olio di cocco, i semi, le noci, e i pesci grassi dovrebbero costituire la maggior parte dell'apporto calorico. Le proteine devono essere consumate in quantità moderata, in quanto un eccesso può essere convertito in glucosio, potenzialmente interferendo con la chetosi. Inoltre, è essenziale includere una varietà di verdure a basso contenuto di carboidrati per garantire un'adeguata assunzione di fibre e nutrienti.

La gestione dello stress e un sonno adeguato sono anche aspetti cruciali per mantenere la chetosi. Lo stress e la mancanza di sonno possono alterare gli ormoni che influenzano il metabolismo, rendendo più difficile mantenere la chetosi. Esercizio fisico regolare, tecniche di rilassamento come la meditazione e una routine di sonno coerente possono aiutare a regolare questi ormoni.

Mantenere la chetosi richiede una pianificazione attenta e può presentare sfide, in particolare in situazioni sociali o durante i viaggi. Preparare pasti e snack in anticipo, informarsi sulle opzioni alimentari chetogeniche quando si mangia fuori e comunicare le proprie esigenze dietetiche può aiutare a navigare in queste situazioni. Inoltre, comprendere che occasionali deviazioni dalla dieta non significano fallimento, ma piuttosto un passo nel lungo percorso del benessere, è essenziale per un approccio sostenibile alla dieta chetogenica.

In conclusione, raggiungere e mantenere la chetosi richiede un impegno costante e una comprensione profonda di come le scelte alimentari e lo stile di vita influenzino il metabolismo del corpo. Con la giusta combinazione di conoscenza, preparazione e resilienza, è possibile sfruttare i benefici di questo potente strumento metabolico e trasformare significativamente la propria salute e il proprio benessere.

2.3. Sfide Comuni e Come Superarle

Adottare e mantenere la dieta chetogenica può presentare diverse sfide. Queste possono variare da difficoltà pratiche nella pianificazione dei pasti a sfide emotive e sociali. Comprendere queste sfide comuni e imparare a superarle è fondamentale per il successo e la sostenibilità a lungo termine di questo stile di vita.

Una delle prime sfide per chi inizia la dieta chetogenica è l'"influenza chetogenica", un insieme di sintomi che possono includere stanchezza, mal di testa, irritabilità e difficoltà di concentrazione. Questi sintomi sono temporanei e segnalano la transizione del corpo in uno stato di chetosi. Per mitigare questi effetti, è utile aumentare l'assunzione di acqua e sali minerali, in particolare sodio, potassio e magnesio, che possono essere persi più rapidamente durante la chetosi. Assicurarsi un adeguato riposo e un sonno di qualità può anche aiutare il corpo a adattarsi più facilmente.

Affrontare la Tentazione e la Restrizione Alimentare

La dieta chetogenica richiede un rigido controllo dell'apporto di carboidrati, il che può portare a sentimenti di privazione, specialmente nelle fasi iniziali. Per superare queste tentazioni, è utile avere a disposizione alternative chetogeniche per i cibi preferiti. Inoltre, concentrarsi sui benefici a lungo termine della dieta può aiutare a mantenere la motivazione. Un approccio flessibile, che permetta occasionali deviazioni controllate, può anche rendere la dieta più sostenibile nel tempo.

Le interazioni sociali possono rappresentare una sfida, in quanto pasti fuori casa, eventi sociali e vacanze spesso comportano cibi ricchi di carboidrati. Comunicare chiaramente le proprie esigenze alimentari, pianificare in anticipo e portare con sé snack chetogenici può aiutare a gestire queste situazioni. Inoltre, la ricerca di ristoranti che offrano opzioni chetogeniche e la selezione di alimenti compatibili con la dieta quando si mangia fuori sono strategie efficaci.

Per alcuni, il mantenimento della chetosi può essere complicato dal bisogno di bilanciare attentamente l'apporto di grassi, proteine e carboidrati. Utilizzare strumenti come app per il conteggio dei macro o dispositivi per la misurazione dei chetoni può aiutare a monitorare lo stato di chetosi e regolare la dieta di conseguenza. È importante anche ascoltare i segnali del proprio corpo e adeguare l'apporto nutrizionale in base alle proprie esigenze individuali.

La perdita di peso o i miglioramenti nella salute non avvengono sempre nel modo o nei tempi previsti. Gestire le aspettative e comprendere che i progressi possono variare considerevolmente da persona a persona è cruciale. Celebrare i piccoli successi e rimanere concentrati sugli obiettivi a lungo termine può aiutare a mantenere la motivazione. Inoltre, consultare un professionista della nutrizione o un medico può fornire supporto e guidare le necessarie modifiche alla dieta.

Aspetti Nutrizionali

La dieta chetogenica, pur essendo ricca in grassi e proteine, può portare a carenze nutrizionali se non pianificata correttamente. Assicurarsi di includere una varietà di alimenti chetogenici ricchi di nutrienti, come verdure a basso contenuto di carboidrati, semi, noci e proteine di alta qualità, può garantire un apporto equilibrato di vitamine e minerali. La supplementazione può essere necessaria in alcuni casi per garantire un'adeguata assunzione di nutrienti essenziali.

In conclusione, superare le sfide comuni associate alla dieta chetogenica richiede preparazione, flessibilità e un approccio olistico al benessere. Mantenere la motivazione, gestire le aspettative realisticamente e cercare il supporto di professionisti, amici e comunità online può fornire la forza necessaria per navigare con successo in questo percorso di salute e benessere. Con strategie adeguate e un impegno costante, è possibile superare queste sfide e sfruttare appieno i benefici della vita chetogenica.

Capitolo 3: Preparazione al Successo Chetogenico

3.1. Organizzare la Cucina per la Chetogenica

L'organizzazione della cucina è un aspetto cruciale per il successo di una dieta chetogenica. Una cucina ben attrezzata e organizzata può semplificare notevolmente il processo di preparazione dei pasti, rendendo più facile aderire a questo stile alimentare. In questo contesto, organizzeremo la cucina in modo da supportare la dieta chetogenica, tenendo conto sia degli aspetti pratici sia dell'efficienza.

Il primo passo nell'organizzare la cucina per la chetogenica è fare un'attenta revisione di ciò che si ha. Questo significa esaminare la dispensa, il frigorifero e i congelatori per rimuovere o limitare gli alimenti ricchi di carboidrati che non sono compatibili con la dieta chetogenica. Prodotti come pasta, riso, cereali, dolci, succhi di frutta e snack ricchi di zuccheri dovrebbero essere eliminati o spostati in un'area meno accessibile della cucina.

Dopo la revisione, è utile creare zone specifiche nella cucina dedicate agli alimenti chetogenici. Questo può includere una sezione del frigorifero e della dispensa riservata a cibi come verdure a basso contenuto di carboidrati, carne, pesce, uova, latticini ricchi di grassi, noci e semi. L'organizzazione per categorie facilita la pianificazione e la preparazione dei pasti, riducendo il tempo e lo sforzo necessari per seguire la dieta.

Essere equipaggiati con gli strumenti e le attrezzature giusti può rendere la cucina chetogenica molto più semplice e piacevole. Un buon set di coltelli, taglieri, pentole e padelle di qualità, un mixer o un frullatore potente e altri piccoli elettrodomestici come una friggitrice ad aria possono essere di grande aiuto. Questi strumenti consentono di preparare una varietà di piatti chetogenici con maggiore efficienza e creatività.

Avere una scorta ben fornita di ingredienti compatibili con la chetogenica è fondamentale. Ciò include oli sani come l'olio di cocco, l'olio d'oliva extra vergine, grassi animali di qualità, una varietà di noci e semi, farine a basso contenuto di carboidrati come farina di mandorle o farina di cocco, edulcoranti chetogenici come eritritolo o stevia. Conservare questi ingredienti in modo visibile e facilmente accessibile incoraggia a usarli regolarmente.

La preparazione dei pasti in anticipo è una strategia efficace nella dieta chetogenica. Dedicare del tempo a preparare e conservare pasti o componenti di pasti può semplificare enormemente la routine alimentare durante la settimana. Utilizzare contenitori per la conservazione degli alimenti può aiutare a mantenere l'ordine e l'organizzazione nel frigorifero e nel congelatore, rendendo più facile aderire alla dieta anche nei giorni più impegnativi.

Etichettare chiaramente gli alimenti e organizzarli in modo che siano facilmente visibili aiuta a evitare confusione e tentazioni. Questo è particolarmente utile in famiglie dove non tutti i membri seguono la dieta chetogenica. Avere sezioni ben definite e etichettate consente a tutti di trovare ciò di cui hanno bisogno senza disturbare l'organizzazione chetogenica.

Infine, mantenere l'organizzazione della cucina è un processo continuo. Periodicamente, è utile riesaminare la cucina per riorganizzare, rifornire e adeguare lo spazio in base alle esigenze e alle preferenze in evoluzione. Essere flessibili e aperti a modifiche può aiutare a mantenere la cucina un ambiente supportivo e stimolante per il proprio viaggio chetogenico.
In conclusione, organizzare la cucina per la chetogenica non è solo una questione di efficienza, ma anche di creare un ambiente che sostenga e incoraggi una scelta di vita salutare. Con una cucina ben organizzata e attrezzata, la dieta chetogenica può diventare un percorso più semplice, piacevole e soprattutto sostenibile.

3.2. Pianificazione dei Pasti e Lista della Spesa

Un elemento chiave nel successo della dieta chetogenica è la pianificazione accurata dei pasti e la creazione di una lista della spesa mirata. Questo processo non solo semplifica la dieta stessa, ma assicura anche che si seguano le linee guida chetogeniche, evitando scelte alimentari improvvisate che possono portare fuori dal percorso chetogenico.

Strategie per la Pianificazione dei Pasti

Pianificare i pasti in anticipo è essenziale per mantenere una dieta chetogenica coerente e soddisfacente. Questo significa decidere cosa si mangerà per colazione, pranzo, cena e eventuali snack per tutta la settimana. Pianificare i pasti riduce lo stress e la tentazione di deviare dalla dieta a causa della mancanza di opzioni disponibili.

- **Variazione e Bilanciamento**: Assicurati che i tuoi pasti includano una varietà di alimenti chetogenici per evitare la monotonia e garantire un equilibrio nutrizionale. Bilancia le fonti di proteine, grassi e carboidrati a basso contenuto.
- **Preparazione in Anticipo**: Preparare pasti o componenti di pasti in anticipo può risparmiare tempo e fatica durante la settimana. Considera la possibilità di cucinare in lotti e conservare le porzioni per i pasti futuri.
- **Flessibilità**: Mentre è importante pianificare, lascia spazio per un po' di flessibilità. La vita può essere imprevedibile, quindi avere un piano B per i pasti facilita la gestione degli imprevisti senza compromettere la dieta.

Creazione di una Lista della Spesa Chetogenica

Una volta pianificati i pasti, il passo successivo è creare una lista della spesa dettagliata. Questo evita acquisti impulsivi e garantisce che tu abbia sempre a disposizione gli ingredienti necessari per i tuoi pasti chetogenici.

- **Focus sui Fondamentali**: La tua lista della spesa dovrebbe concentrarsi sugli alimenti fondamentali della dieta chetogenica: grassi sani, proteine di qualità e verdure a basso contenuto di carboidrati.
- **Leggere le Etichette**: Quando acquisti prodotti confezionati, fai attenzione a leggere le etichette per controllare il contenuto di carboidrati e zuccheri aggiunti.
- **Prodotti Freschi**: Privilegia l'acquisto di prodotti freschi, che sono spesso più nutrienti e meno propensi a contenere ingredienti nascosti non compatibili con la chetogenica.
- **Prodotti di Stagione**: Scegliere frutta e verdura di stagione non solo garantisce freschezza e qualità, ma può anche essere più economico.

- **Evitare le Tentazioni**: Evita di passare per le corsie del supermercato che contengono cibi ricchi di carboidrati e zuccheri, per ridurre la tentazione di acquistare alimenti non chetogenici.

Utilizzo di App e Strumenti Online

- **App per la Pianificazione dei Pasti**: Esistono molte app che possono aiutare nella pianificazione dei pasti chetogenici, offrendo ricette, idee per i pasti e persino generando automaticamente liste della spesa.
- **Risorse Online**: Utilizza blog, forum e siti web dedicati alla chetogenica per trovare ispirazione per i pasti e consigli su come organizzare la tua spesa.

Adattamento alle Esigenze Personali

Ricorda che ogni individuo è unico e ciò che funziona per una persona potrebbe non essere ideale per un'altra. Ascolta il tuo corpo e adatta la dieta alle tue esigenze, preferenze e obiettivi personali. Non esitare a consultare un nutrizionista o un dietologo per un piano personalizzato. In conclusione, una pianificazione efficace dei pasti e una lista della spesa ben strutturata sono fondamentali per il successo a lungo termine della dieta chetogenica. Questo processo non solo facilita il rispetto delle linee guida della dieta, ma aiuta anche a mantenere una varietà e un equilibrio nella tua alimentazione, rendendo l'esperienza chetogenica sia piacevole che salutare.

3.3. Consigli Pratici per l'Adattamento

L'adattamento a una dieta chetogenica può essere una sfida, specialmente all'inizio. Tuttavia, con alcuni consigli pratici e strategie efficaci, è possibile facilitare la transizione e rendere l'esperienza chetogenica piacevole e sostenibile. Questa sezione si concentra su come navigare nelle prime fasi della dieta chetogenica e integrarla nel tuo stile di vita a lungo termine.

Comprendere il Processo di Adattamento

- **Fase di Transizione**: Capire che il tuo corpo passerà attraverso una fase di adattamento mentre si abitua a bruciare grassi invece di carboidrati. Durante questo periodo, potresti sperimentare sintomi come stanchezza o nebbia cerebrale. È importante riconoscere che questi sono temporanei e parte del processo di adattamento.
- **Ascolta il Tuo Corpo**: Sii consapevole di come ti senti durante la transizione. Se ti senti particolarmente sfinito o irritabile, potrebbe essere necessario regolare l'apporto di grassi o considerare un approccio più graduale alla riduzione dei carboidrati.

Strategie Alimentari

- **Scegli Alimenti Ricchi di Nutrienti**: Concentrati su alimenti chetogenici che sono anche ricchi di nutrienti. Questo include verdure a foglia verde, grassi sani come l'avocado e l'olio d'oliva, e proteine di alta qualità.
- **Mantenere un Equilibrio Idrico**: L'acqua è essenziale, soprattutto quando inizi una dieta chetogenica. Assicurati di bere abbastanza acqua per mantenere il corpo idratato e aiutare a eliminare le tossine.
- **Gestire l'Elettrolito**: L'adattamento alla chetosi può portare a una perdita di sali minerali. Considera l'aggiunta di un integratore di elettroliti o aumenta il consumo di alimenti ricchi di minerali come spinaci, avocado e noci.

Pianificazione dei Pasti e Preparazione

- **Pianifica i Tuoi Pasti**: Una pianificazione attenta può aiutare a evitare la tentazione e rendere più facile seguire la dieta chetogenica. Prepara i pasti in anticipo per ridurre lo stress e le decisioni last-minute.
- **Sperimenta in Cucina**: Prova nuove ricette e metodi di cottura per mantenere la dieta eccitante e varia. La cucina chetogenica può essere incredibilmente creativa e gustosa.

Gestione Sociale e Emotiva

- **Affrontare la Pressione Sociale**: Spesso, la sfida più grande è la pressione sociale. Essere preparati a spiegare la tua dieta a familiari e amici può aiutare. Inoltre, pianifica in anticipo quando partecipi a eventi sociali.
- **Supporto Emotivo**: Trova una comunità o un gruppo di supporto che capisca la tua scelta di vita. Parlare con altri che stanno attraversando o hanno attraversato esperienze simili può essere molto incoraggiante.

Ascoltare il Proprio Corpo e Fare Adeguate Modifiche

- **Adattamenti Personalizzati**: Non tutti reagiscono allo stesso modo alla dieta chetogenica. Ascolta il tuo corpo e fai adeguamenti se necessario. Questo potrebbe significare modificare l'apporto di macro o integrare la tua dieta con nutrienti specifici.

Educazione e Ricerca Continua

- **Rimani Informato**: La ricerca sulla dieta chetogenica è in continua evoluzione. Rimani informato sulle ultime scoperte e consigli attraverso libri, articoli scientifici e risorse online affidabili.

Sviluppare Abitudini Sostenibili

- **Sostenibilità a Lungo Termine**: Infine, l'obiettivo è sviluppare abitudini alimentari sostenibili. Questo non significa solo seguire rigidamente la dieta, ma trovare un equilibrio che funzioni per te a lungo termine.

In conclusione, l'adattamento alla dieta chetogenica richiede tempo, pazienza e una buona dose di sperimentazione. Con l'approccio giusto e una mente aperta, puoi trasformare la dieta chetogenica in uno stile di vita gratificante e benefico che va oltre la semplice perdita di peso, promuovendo una salute e un benessere ottimali.

Capitolo 4: Colazioni Innovatrici

4.1. Avvio Energico: Colazioni Chetogeniche

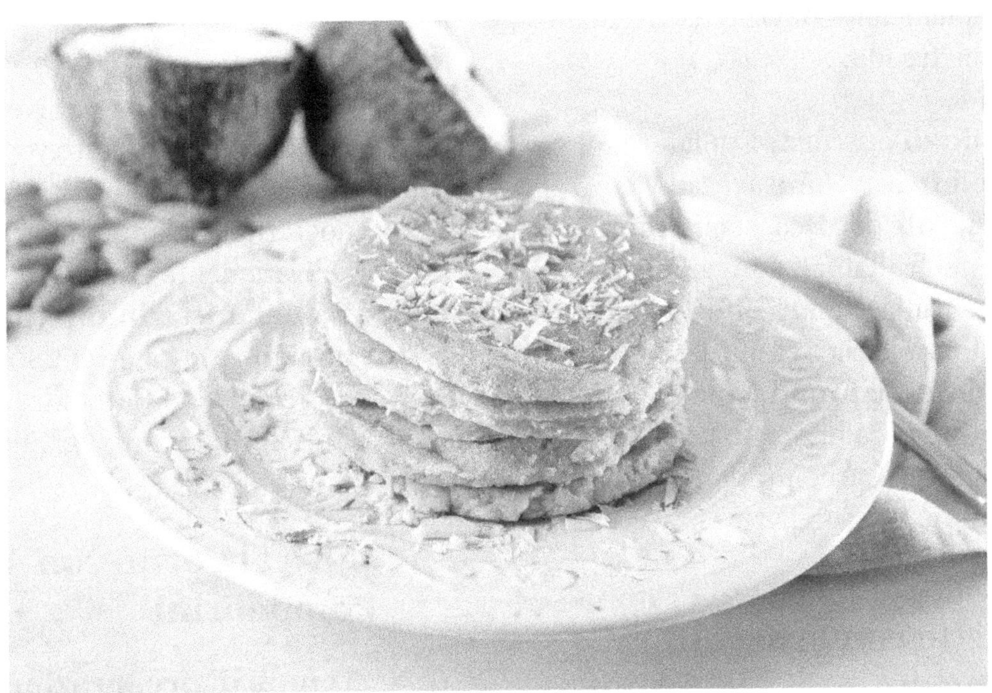

Pancake Chetogenici al Cocco e Mandorle

- **Tempo di preparazione:** 10 minuti
- **Ingredienti:** 1/2 tazza di farina di mandorle, 1/4 tazza di farina di cocco, 1 cucchiaino di lievito in polvere, 2 uova, 1/4 tazza di latte di mandorla, 1 cucchiaio di olio di cocco, un pizzico di sale.
- **Dosi:** 2
- **Metodo di cottura:** Padella
- **Procedura:** 1. Mescolare farina di mandorle, farina di cocco, lievito e sale. 2. In una ciotola separata, sbattere le uova, aggiungere il latte di mandorla. 3. Combinare gli ingredienti secchi con quelli umidi. 4. Scaldare l'olio di cocco in padella. 5. Versare il composto e cuocere fino a doratura.
- **Valori nutrizionali (per porzione):** Calorie: 300 kcal, Proteine: 10g, Carboidrati: 6g, Grassi: 25g, Fibre: 3g, Zuccheri: 1g

Frullato Energetico Avocado e Spinaci

- **Tempo di preparazione:** 5 minuti
- **Ingredienti:** 1 avocado maturo, 1 tazza di spinaci freschi, 1/2 tazza di latte di cocco, 1 cucchiaio di semi di chia, dolcificante stevia q.b., 1/2 tazza di acqua fredda.
- **Dosi:** 1
- **Metodo di cottura:** Frullatore
- **Procedura:** 1. Unire avocado, spinaci, latte di cocco, semi di chia e stevia nel frullatore. 2. Aggiungere acqua e frullare fino a ottenere una consistenza liscia e cremosa.
- **Valori nutrizionali (per porzione):** Calorie: 350 kcal, Proteine: 5g, Carboidrati: 9g, Grassi: 30g, Fibre: 7g, Zuccheri: 1g

Omelette con Prosciutto e Formaggio

- **Tempo di preparazione:** 15 minuti
- **Ingredienti:** 3 uova, 50g di prosciutto crudo, 30g di formaggio cheddar grattugiato, 1 cucchiaio di burro, erba cipollina tritata, sale e pepe q.b.
- **Dosi:** 1
- **Metodo di cottura:** Frittura
- **Procedura:** 1. Sbattere le uova con sale, pepe ed erba cipollina. 2. Sciogliere il burro in padella. 3. Aggiungere il composto di uova e cuocere. 4. Aggiungere prosciutto e formaggio. 5. Piegare l'omelette e servire.
- **Valori nutrizionali (per porzione):** Calorie: 400 kcal, Proteine: 30g, Carboidrati: 2g, Grassi: 31g, Fibre: 0g, Zuccheri: 1g

Yogurt Greco con Noci e Bacche

- **Tempo di preparazione:** 5 minuti
- **Ingredienti:** 200g di yogurt greco intero, 1/4 tazza di noci tritate, 1/4 tazza di lamponi, dolcificante stevia q.b.
- **Dosi:** 1
- **Metodo di cottura:** Nessuno
- **Procedura:** 1. Unire yogurt greco e stevia in una ciotola. 2. Aggiungere noci tritate e lamponi. 3. Mescolare delicatamente e servire.
- **Valori nutrizionali (per porzione):** Calorie: 280 kcal, Proteine: 20g, Carboidrati: 10g, Grassi: 18g, Fibre: 2g, Zuccheri: 6g

Uova al Forno con Avocado e Pomodorini

- **Tempo di preparazione:** 20 minuti
- **Ingredienti:** 2 uova, 1 avocado, 10 pomodorini, 1 cucchiaio di olio d'oliva, sale e pepe q.b., erbe aromatiche a scelta.
- **Dosi:** 1
- **Metodo di cottura:** Forno
- **Procedura:** 1. Tagliare l'avocado a metà e rimuovere il seme. 2. Disporre l'avocado in una pirofila. 3. Rompere un uovo in ciascuna metà di avocado. 4. Aggiungere pomodorini e condire. 5. Cuocere in forno a 180°C per 15 minuti.
- **Valori nutrizionali (per porzione):** Calorie: 400 kcal, Proteine: 15g, Carboidrati: 12g, Grassi: 34g, Fibre: 7g, Zuccheri: 3g

Chia Pudding al Cacao e Mandorle

- **Tempo di preparazione:** 10 minuti + riposo notturno
- **Ingredienti:** 2 cucchiai di semi di chia, 1 tazza di latte di mandorla, 1 cucchiaio di cacao in polvere, dolcificante stevia q.b., mandorle tritate per guarnire.
- **Dosi:** 1
- **Metodo di cottura:** Nessuno
- **Procedura:** 1. Mescolare semi di chia, latte di mandorla e cacao in una ciotola. 2. Aggiungere stevia secondo il gusto. 3. Lasciare riposare in frigorifero durante la notte. 4. Guarnire con mandorle tritate prima di servire.
- **Valori nutrizionali (per porzione):** Calorie: 250 kcal, Proteine: 8g, Carboidrati: 15g, Grassi: 18g, Fibre: 10g, Zuccheri: 1g

Frittelle di Zucchine e Parmigiano

- **Tempo di preparazione:** 15 minuti
- **Ingredienti:** 2 zucchine medie grattugiate, 1/4 di tazza di farina di mandorle, 1/4 di tazza di parmigiano grattugiato, 1 uovo, 1 spicchio d'aglio tritato, sale e pepe q.b., 2 cucchiai di olio d'oliva per la cottura.
- **Dosi:** 2
- **Metodo di cottura:** Frittura
- **Procedura:** 1. Combinare le zucchine grattugiate, la farina di mandorle, il parmigiano, l'uovo, l'aglio, il sale e il pepe in una ciotola. 2. Riscaldare l'olio d'oliva in una padella. 3. Formare delle frittelle con il composto e friggerle fino a doratura. 4. Servire calde.
- **Valori nutrizionali (per porzione):** Calorie: 320 kcal, Proteine: 15g, Carboidrati: 10g, Grassi: 25g, Fibre: 3g, Zuccheri: 4g

4.2. Opzioni Rapide per Mattine Frenetiche

Toast Chetogenico all'Avocado

- **Tempo di preparazione:** 5 minuti
- **Ingredienti:** 2 fette di pane chetogenico, 1 avocado maturo, succo di limone, sale e pepe, semi di sesamo.
- **Dosi:** 1
- **Metodo di cottura:** Tostatura
- **Procedura:** 1. Tostare il pane chetogenico. 2. Schiacciare l'avocado e condire con succo di limone, sale e pepe. 3. Spalmare l'avocado sul pane tostato. 4. Cospargere con semi di sesamo.
- **Valori nutrizionali (per porzione):** Calorie: 300 kcal, Proteine: 9g, Carboidrati: 15g, Grassi: 25g, Fibre: 10g, Zuccheri: 1g

Frappè Proteico ai Mirtilli

- **Tempo di preparazione:** 5 minuti
- **Ingredienti:** 1/2 tazza di mirtilli congelati, 1 tazza di latte di mandorla, 1 misurino di proteine in polvere sapore vaniglia, 1 cucchiaio di olio di cocco.
- **Dosi:** 1
- **Metodo di cottura:** Frullatore
- **Procedura:** 1. Unire tutti gli ingredienti nel frullatore. 2. Frullare fino ad ottenere una consistenza liscia e omogenea.
- **Valori nutrizionali (per porzione):** Calorie: 280 kcal, Proteine: 20g, Carboidrati: 10g, Grassi: 16g, Fibre: 4g, Zuccheri: 5g

Yogurt Greco con Noci e Semi di Lino

- **Tempo di preparazione:** 3 minuti
- **Ingredienti:** 200g di yogurt greco intero, 2 cucchiai di noci tritate, 1 cucchiaio di semi di lino, dolcificante stevia q.b.
- **Dosi:** 1
- **Metodo di cottura:** Nessuno
- **Procedura:** 1. Mescolare lo yogurt con stevia. 2. Aggiungere noci tritate e semi di lino.
- **Valori nutrizionali (per porzione):** Calorie: 350 kcal, Proteine: 25g, Carboidrati: 8g, Grassi: 24g, Fibre: 3g, Zuccheri: 4g

Uova Strapazzate con Salmone Affumicato

- **Tempo di preparazione:** 10 minuti
- **Ingredienti:** 2 uova, 50g di salmone affumicato, 1 cucchiaio di burro, erba cipollina, sale e pepe.
- **Dosi:** 1
- **Metodo di cottura:** Padella
- **Procedura:** 1. Sbattere le uova con sale e pepe. 2. Sciogliere il burro in padella. 3. Cuocere le uova strapazzate. 4. Aggiungere salmone e erba cipollina.
- **Valori nutrizionali (per porzione):** Calorie: 300 kcal, Proteine: 23g, Carboidrati: 1g, Grassi: 22g, Fibre: 0g, Zuccheri: 1g

Muffin Chetogenici al Cioccolato e Nocciole

- **Tempo di preparazione:** 20 minuti
- **Ingredienti:** 1/4 tazza di farina di mandorle, 2 cucchiai di cacao in polvere, 1/4 tazza di nocciole tritate, 2 uova, 1/4 tazza di dolcificante eritritolo, 1 cucchiaino di lievito in polvere, 1/4 tazza di burro fuso.
- **Dosi:** 4
- **Metodo di cottura:** Forno
- **Procedura:** 1. Miscelare farina, cacao, nocciole, eritritolo e lievito. 2. Aggiungere uova e burro fuso. 3. Versare il composto in stampi per muffin. 4. Cuocere a 180°C per 15 minuti.
- **Valori nutrizionali (per porzione):** Calorie: 220 kcal, Proteine: 6g, Carboidrati: 5g, Grassi: 20g, Fibre: 3g, Zuccheri: 1g

Crepes Chetogeniche con Crema di Formaggio

- **Tempo di preparazione:** 15 minuti
- **Ingredienti:** 2 uova, 1/4 tazza di farina di mandorle, 1/4 tazza di latte di mandorla, 1 cucchiaio di olio di cocco, sale, 50g di formaggio cremoso, erbe aromatiche.
- **Dosi:** 2
- **Metodo di cottura:** Padella
- **Procedura:** 1. Mescolare uova, farina, latte e un pizzico di sale. 2. Scaldare l'olio in padella. 3. Versare il composto e cuocere crepes. 4. Farcire con formaggio e erbe.
- **Valori nutrizionali (per porzione):** Calorie: 320 kcal, Proteine: 14g, Carboidrati: 6g, Grassi: 27g, Fibre: 2g, Zuccheri: 2g

Smoothie Bowl ai Frutti di Bosco e Semi di Chia

- **Tempo di preparazione:** 10 minuti
- **Ingredienti:** 1/2 tazza di frutti di bosco congelati, 1 tazza di latte di cocco, 2 cucchiai di semi di chia, dolcificante stevia q.b., noci tritate per guarnire.
- **Dosi:** 1
- **Metodo di cottura:** Frullatore
- **Procedura:** 1. Frullare i frutti di bosco con latte di cocco e stevia. 2. Versare in una ciotola e aggiungere i semi di chia. 3. Lasciare riposare per 5 minuti. 4. Guarnire con noci tritate.
- **Valori nutrizionali (per porzione):** Calorie: 300 kcal, Proteine: 6g, Carboidrati: 15g, Grassi: 24g, Fibre: 7g, Zuccheri: 5g

4.3. Weekend Chetogenico: Brunch e Delizie

Bruschetta Chetogenica con Pomodoro e Basilico

- **Tempo di preparazione:** 10 minuti
- **Ingredienti:** 2 fette di pane chetogenico, 2 pomodori maturi, foglie di basilico fresco, 1 spicchio d'aglio, 2 cucchiai di olio extravergine d'oliva, sale e pepe.
- **Dosi:** 2
- **Metodo di cottura:** Tostatura
- **Procedura:** 1. Tostare il pane chetogenico. 2. Strofinare l'aglio sul pane tostato. 3. Tagliare i pomodori a dadini e condire con olio, basilico, sale e pepe. 4. Distribuire il mix di pomodoro sul pane.
- **Valori nutrizionali (per porzione):** Calorie: 280 kcal, Proteine: 8g, Carboidrati: 8g, Grassi: 24g, Fibre: 4g, Zuccheri: 3g

Omelette Spinaci e Feta

- **Tempo di preparazione:** 15 minuti
- **Ingredienti:** 3 uova, 1 tazza di spinaci freschi, 50g di feta, 1 cucchiaio di olio d'oliva, sale e pepe.
- **Dosi:** 2

- **Metodo di cottura:** Frittura
- **Procedura:** 1. Sbattere le uova, sale e pepe. 2. Saltare gli spinaci in olio. 3. Aggiungere le uova e la feta sbriciolata. 4. Cuocere fino a doratura.
- **Valori nutrizionali (per porzione):** Calorie: 300 kcal, Proteine: 18g, Carboidrati: 3g, Grassi: 23g, Fibre: 1g, Zuccheri: 2g

Pancake di Ricotta e Limone

- **Tempo di preparazione:** 20 minuti
- **Ingredienti:** 1/2 tazza di ricotta, 2 uova, scorza di 1 limone, 1/4 tazza di farina di cocco, dolcificante stevia, 1 cucchiaino di lievito in polvere.
- **Dosi:** 4
- **Metodo di cottura:** Padella
- **Procedura:** 1. Mescolare ricotta, uova, scorza di limone. 2. Aggiungere farina, stevia e lievito. 3. Cuocere in padella fino a doratura. 4. Servire caldi.
- **Valori nutrizionali (per porzione):** Calorie: 150 kcal, Proteine: 9g, Carboidrati: 6g, Grassi: 10g, Fibre: 2g, Zuccheri: 2g

Mini Quiche con Prosciutto e Asparagi

- **Tempo di preparazione:** 25 minuti
- **Ingredienti:** 4 uova, 100g di prosciutto crudo, 1 mazzo di asparagi, 1/4 tazza di panna, sale e pepe.
- **Dosi:** 6 mini quiche
- **Metodo di cottura:** Forno

- **Procedura:** 1. Sbattere uova e panna, sale e pepe. 2. Tagliare asparagi e prosciutto. 3. Distribuire in stampi da muffin. 4. Versare il mix di uova. 5. Cuocere a 180°C per 20 minuti.
- **Valori nutrizionali (per porzione):** Calorie: 120 kcal, Proteine: 10g, Carboidrati: 2g, Grassi: 8g, Fibre: 1g, Zuccheri: 1g

Avocado Ripieno di Uova e Salmone

- **Tempo di preparazione:** 20 minuti
- **Ingredienti:** 2 avocado, 4 uova, 100g di salmone affumicato, erba cipollina, sale e pepe.
- **Dosi:** 4
- **Metodo di cottura:** Forno
- **Procedura:** 1. Tagliare gli avocado a metà e rimuovere il seme. 2. Rompere un uovo in ogni metà. 3. Aggiungere sale, pepe e salmone. 4. Cuocere in forno a 180°C per 15 minuti. 5. Guarnire con erba cipollina.
- **Valori nutrizionali (per porzione):** Calorie: 300 kcal, Proteine: 14g, Carboidrati: 9g, Grassi: 24g, Fibre: 7g, Zuccheri: 1g

Frittelle di Zucca e Parmigiano

- **Tempo di preparazione:** 15 minuti
- **Ingredienti:** 2 tazze di zucca grattugiata, 1/2 tazza di parmigiano grattugiato, 2 uova, 2 cucchiai di farina di mandorle, sale e pepe, olio per friggere.
- **Dosi:** 4

- **Metodo di cottura:** Frittura
- **Procedura:** 1. Mescolare zucca, parmigiano, uova, farina, sale e pepe. 2. Formare delle frittelle. 3. Friggere in olio caldo fino a doratura.
- **Valori nutrizionali (per porzione):** Calorie: 200 kcal, Proteine: 10g, Carboidrati: 10g, Grassi: 14g, Fibre: 3g, Zuccheri: 4g

Crepes con Crema di Formaggio e Erbe

- **Tempo di preparazione:** 20 minuti
- **Ingredienti:** 3 uova, 1/3 tazza di farina di mandorle, 1/2 tazza di latte di mandorla, 100g di formaggio cremoso, erbe aromatiche, sale e pepe.
- **Dosi:** 6 crepes
- **Metodo di cottura:** Padella
- **Procedura:** 1. Mescolare uova, farina e latte. 2. Cuocere le crepes in padella antiaderente. 3. Farcire con formaggio cremoso e erbe. 4. Arrotolare e servire.
- **Valori nutrizionali (per porzione):** Calorie: 150 kcal, Proteine: 9g, Carboidrati: 5g, Grassi: 11g, Fibre: 2g, Zuccheri: 2g

Capitolo 5: Pranzi Chetogenici Creativi

5.1. Insalate Nutrienti e Piatti Freddi

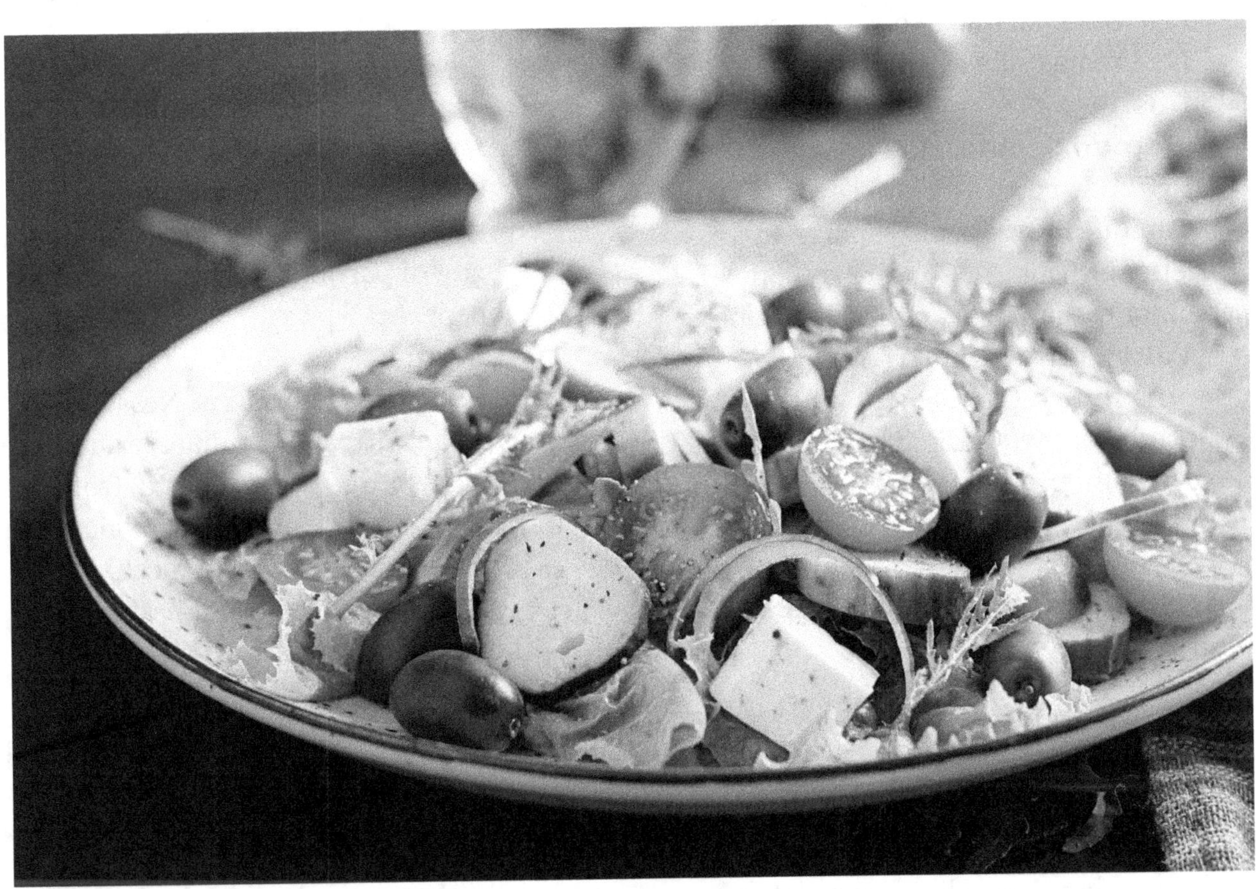

Insalata Greca Chetogenica

- **Tempo di preparazione:** 10 minuti
- **Ingredienti:** 1 cetriolo, 2 pomodori, 100g di feta, 10 olive nere, 1 cucchiaio di olio extravergine d'oliva, succo di 1/2 limone, origano secco, sale e pepe.
- **Dosi:** 2
- **Metodo di cottura:** Nessuno
- **Procedura:** 1. Tagliare cetriolo e pomodori a cubetti. 2. Mescolare in una ciotola con feta e olive. 3. Condire con olio, limone, origano, sale e pepe.
- **Valori nutrizionali (per porzione):** Calorie: 250 kcal, Proteine: 7g, Carboidrati: 6g, Grassi: 21g, Fibre: 2g, Zuccheri: 4g

Insalata di Avocado e Salmone Affumicato

- **Tempo di preparazione:** 15 minuti
- **Ingredienti:** 1 avocado, 100g di salmone affumicato, 1 manciata di rucola, 1 cucchiaio di semi di sesamo, 1 cucchiaio di olio di oliva, succo di 1/2 limone, sale e pepe.
- **Dosi:** 1
- **Metodo di cottura:** Nessuno
- **Procedura:** 1. Tagliare l'avocado e il salmone a strisce. 2. Disporre su un letto di rucola. 3. Condire con olio, limone, semi di sesamo, sale e pepe.
- **Valori nutrizionali (per porzione):** Calorie: 320 kcal, Proteine: 15g, Carboidrati: 9g, Grassi: 26g, Fibre: 7g, Zuccheri: 1g

Insalata Caesar Chetogenica con Pollo

- **Tempo di preparazione:** 20 minuti
- **Ingredienti:** 2 petti di pollo grigliati, 1 cespo di lattuga romana, 50g di parmigiano a scaglie, 2 cucchiai di maionese, 1 cucchiaino di senape, succo di 1/2 limone, 1 spicchio d'aglio, sale e pepe.
- **Dosi:** 2
- **Metodo di cottura:** Griglia
- **Procedura:** 1. Grigliare il pollo e tagliarlo a strisce. 2. Strappare la lattuga e metterla in una ciotola. 3. Preparare un condimento con maionese, senape, limone, aglio, sale e pepe. 4. Condire l'insalata e aggiungere pollo e parmigiano.

- **Valori nutrizionali (per porzione):** Calorie: 350 kcal, Proteine: 30g, Carboidrati: 4g, Grassi: 24g, Fibre: 2g, Zuccheri: 2g

Carpaccio di Zucchine con Pesto Chetogenico

- **Tempo di preparazione:** 15 minuti
- **Ingredienti:** 2 zucchine, 1 manciata di basilico, 2 cucchiai di olio extravergine d'oliva, 30g di pinoli, 30g di parmigiano grattugiato, sale e pepe.
- **Dosi:** 2
- **Metodo di cottura:** Nessuno
- **Procedura:** 1. Tagliare le zucchine a fette sottili. 2. Per il pesto, frullare basilico, olio, pinoli, parmigiano, sale e pepe. 3. Disporre le zucchine in piatto e condire con il pesto.
- **Valori nutrizionali (per porzione):** Calorie: 280 kcal, Proteine: 10g, Carboidrati: 6g, Grassi: 24g, Fibre: 3g, Zuccheri: 3g

Tartare di Avocado e Tonno

- **Tempo di preparazione:** 10 minuti
- **Ingredienti:** 1 avocado maturo, 100g di tonno fresco, 1 cucchiaio di olio di sesamo, 1 cucchiaino di salsa di soia, semi di sesamo, erba cipollina, sale e pepe.
- **Dosi:** 1
- **Metodo di cottura:** Nessuno
- **Procedura:** 1. Tagliare avocado e tonno a dadini. 2. Condire con olio, soia, erba cipollina, semi di sesamo, sale e pepe. 3. Mescolare delicatamente e servire.

- **Valori nutrizionali (per porzione):** Calorie: 400 kcal, Proteine: 25g, Carboidrati: 9g, Grassi: 30g, Fibre: 7g, Zuccheri: 1g

Insalata di Spinaci, Noci e Formaggio di Capra

- **Tempo di preparazione:** 10 minuti
- **Ingredienti:** 2 tazze di spinaci freschi, 50g di formaggio di capra, 1/4 di tazza di noci, 2 cucchiai di olio extravergine d'oliva, 1 cucchiaio di aceto balsamico, sale e pepe.
- **Dosi:** 2
- **Metodo di cottura:** Nessuno
- **Procedura:** 1. Mescolare spinaci, formaggio di capra sbriciolato e noci in una ciotola. 2. Condire con olio, aceto balsamico, sale e pepe.
- **Valori nutrizionali (per porzione):** Calorie: 250 kcal, Proteine: 9g, Carboidrati: 6g, Grassi: 21g, Fibre: 3g, Zuccheri: 2g

Insalata di Pollo, Avocado e Semi di Girasole

- **Tempo di preparazione:** 20 minuti
- **Ingredienti:** 200g di petto di pollo grigliato, 1 avocado, 1 tazza di foglie miste, 2 cucchiai di semi di girasole, 2 cucchiai di olio extravergine d'oliva, 1 cucchiaio di succo di limone, sale e pepe.
- **Dosi:** 2
- **Metodo di cottura:** Griglia
- **Procedura:** 1. Tagliare il pollo e l'avocado a pezzi. 2. Combinare con foglie miste in una ciotola. 3. Aggiungere semi di girasole. 4. Condire con olio, limone, sale e pepe.
- **Valori nutrizionali (per porzione):** Calorie: 360 kcal, Proteine: 25g, Carboidrati: 9g, Grassi: 26g, Fibre: 6g, Zuccheri: 2g

5.2. Zuppe e Stufati Ricchi e Saporiti

Zuppa di Funghi e Crema di Cocco

- **Tempo di preparazione:** 30 minuti
- **Ingredienti:** 300g di funghi misti, 1 lattina di crema di cocco, 1 cipolla, 2 spicchi d'aglio, 2 cucchiai di olio d'oliva, sale e pepe, prezzemolo fresco.
- **Dosi:** 4
- **Metodo di cottura:** Soffritto e bollitura
- **Procedura:** 1. Tritare cipolla e aglio e soffriggere in olio. 2. Aggiungere i funghi tagliati. 3. Versare la crema di cocco e cuocere per 20 minuti. 4. Condire con sale, pepe e prezzemolo.
- **Valori nutrizionali (per porzione):** Calorie: 250 kcal, Proteine: 5g, Carboidrati: 10g, Grassi: 22g, Fibre: 3g, Zuccheri: 4g

Stufato di Manzo e Verdure

- **Tempo di preparazione:** 60 minuti
- **Ingredienti:** 500g di manzo a cubetti, 2 carote, 2 zucchine, 1 cipolla, 3 cucchiai di olio extravergine d'oliva, sale e pepe, brodo di carne q.b.
- **Dosi:** 4
- **Metodo di cottura:** Stufatura
- **Procedura:** 1. Rosolare il manzo in olio. 2. Aggiungere cipolla tritata, carote e zucchine a cubetti. 3. Coprire con brodo e cuocere a fuoco lento per 45 minuti. 4. Condire con sale e pepe.
- **Valori nutrizionali (per porzione):** Calorie: 350 kcal, Proteine: 30g, Carboidrati: 8g, Grassi: 22g, Fibre: 2g, Zuccheri: 5g

Zuppa Fredda di Avocado e Cetriolo

- **Tempo di preparazione:** 15 minuti + raffreddamento
- **Ingredienti:** 2 avocado, 1 cetriolo grande, succo di 1 limone, 1/2 tazza di yogurt greco, 1 cucchiaio di olio d'oliva, sale e pepe.
- **Dosi:** 4
- **Metodo di cottura:** Frullatore
- **Procedura:** 1. Frullare avocado, cetriolo, succo di limone e yogurt. 2. Aggiungere olio, sale e pepe. 3. Raffreddare in frigorifero prima di servire.
- **Valori nutrizionali (per porzione):** Calorie: 200 kcal, Proteine: 4g, Carboidrati: 12g, Grassi: 16g, Fibre: 7g, Zuccheri: 3g

Minestrone Chetogenico

- **Tempo di preparazione:** 45 minuti
- **Ingredienti:** 1 zucchina, 2 coste di sedano, 1 cipolla, 2 pomodori, 1 lattina di fagioli cannellini (opzionale), 3 cucchiai di olio extravergine d'oliva, brodo vegetale q.b., sale e pepe.
- **Dosi:** 4
- **Metodo di cottura:** Bollitura
- **Procedura:** 1. Tritare tutte le verdure. 2. Soffriggere cipolla in olio. 3. Aggiungere le verdure e i fagioli. 4. Coprire con brodo e cuocere per 30 minuti.
- **Valori nutrizionali (per porzione):** Calorie: 180 kcal, Proteine: 5g, Carboidrati: 15g, Grassi: 12g, Fibre: 4g, Zuccheri: 5g

Stufato di Pesce alla Mediterranea

- **Tempo di preparazione:** 40 minuti
- **Ingredienti:** 400g di filetti di pesce bianco, 10 olive nere, 2 pomodori, 1/2 bicchiere di vino bianco, 2 cucchiai di olio extravergine d'oliva, prezzemolo, sale e pepe.
- **Dosi:** 4
- **Metodo di cottura:** Stufatura
- **Procedura:** 1. Rosolare il pesce in olio. 2. Aggiungere pomodori a pezzi e olive. 3. Versare il vino e cuocere a fuoco lento per 25 minuti. 4. Condire con sale, pepe e prezzemolo.
- **Valori nutrizionali (per porzione):** Calorie: 220 kcal, Proteine: 25g, Carboidrati: 4g, Grassi: 12g, Fibre: 1g, Zuccheri: 3g

Crema di Broccoli e Formaggio Cheddar

- **Tempo di preparazione:** 30 minuti
- **Ingredienti:** 400g di broccoli, 1/2 tazza di formaggio cheddar grattugiato, 1/2 tazza di panna, 1 cipolla, 2 cucchiai di burro, sale e pepe.
- **Dosi:** 4
- **Metodo di cottura:** Bollitura e frullatore
- **Procedura:** 1. Cuocere i broccoli e la cipolla tritata in burro. 2. Aggiungere acqua e cuocere fino a che i broccoli siano morbidi. 3. Frullare fino a ottenere una crema. 4. Aggiungere formaggio e panna, riscaldare fino a scioglimento.
- **Valori nutrizionali (per porzione):** Calorie: 250 kcal, Proteine: 10g, Carboidrati: 8g, Grassi: 20g, Fibre: 3g, Zuccheri: 2g

5.3. Pranzi Veloci: Soluzioni per la Settimana

Insalata di Pollo e Avocado

- **Tempo di preparazione:** 10 minuti
- **Ingredienti:** 1 petto di pollo grigliato, 1 avocado, 1 tazza di spinaci baby, 2 cucchiai di olio extravergine d'oliva, 1 limone, sale e pepe.
- **Dosi:** 2
- **Metodo di cottura:** Nessuno
- **Procedura:** 1. Tagliare il pollo e l'avocado a pezzi. 2. Unire gli spinaci in una ciotola. 3. Condire con olio, succo di limone, sale e pepe. 4. Mescolare delicatamente.
- **Valori nutrizionali (per porzione):** Calorie: 350 kcal, Proteine: 25g, Carboidrati: 8g, Grassi: 26g, Fibre: 6g, Zuccheri: 2g

Wrap Chetogenico con Salmone Affumicato

- **Tempo di preparazione:** 5 minuti
- **Ingredienti:** 2 fogli di lattuga, 100g di salmone affumicato, 1 cucchiaio di formaggio cremoso, 1 cucchiaio di capperi, aneto fresco.
- **Dosi:** 1
- **Metodo di cottura:** Nessuno
- **Procedura:** 1. Spalmare il formaggio cremoso sui fogli di lattuga. 2. Aggiungere il salmone, i capperi e l'aneto. 3. Arrotolare delicatamente.
- **Valori nutrizionali (per porzione):** Calorie: 200 kcal, Proteine: 15g, Carboidrati: 3g, Grassi: 14g, Fibre: 1g, Zuccheri: 2g

Insalata di Tonno e Uova

- **Tempo di preparazione:** 15 minuti
- **Ingredienti:** 1 scatoletta di tonno, 2 uova sode, 1 tazza di foglie miste, 1/2 avocado, 2 cucchiai di maionese, sale e pepe.
- **Dosi:** 1
- **Metodo di cottura:** Bollitura (per le uova)
- **Procedura:** 1. Sminuzzare il tonno e l'avocado. 2. Tagliare le uova a fette. 3. Combinare con foglie miste. 4. Condire con maionese, sale e pepe.
- **Valori nutrizionali (per porzione):** Calorie: 400 kcal, Proteine: 30g, Carboidrati: 6g, Grassi: 28g, Fibre: 4g, Zuccheri: 2g

Ciotola di Pollo e Verdure Grigliate

- **Tempo di preparazione:** 20 minuti
- **Ingredienti:** 1 petto di pollo, 1 zucchina, 1 peperone, 1 cipolla rossa, 2 cucchiai di olio d'oliva, sale e pepe, erbe aromatiche.
- **Dosi:** 2
- **Metodo di cottura:** Griglia
- **Procedura:** 1. Grigliare il pollo e le verdure. 2. Tagliare il tutto a strisce. 3. Disporre in ciotole. 4. Condire con olio, sale, pepe e erbe.
- **Valori nutrizionali (per porzione):** Calorie: 350 kcal, Proteine: 30g, Carboidrati: 10g, Grassi: 20g, Fibre: 3g, Zuccheri: 5g

Insalata di Gamberi e Avocado

- **Tempo di preparazione:** 15 minuti
- **Ingredienti:** 200g di gamberi sgusciati, 1 avocado, 1 tazza di rucola, 1 limone, 2 cucchiai di olio extravergine d'oliva, sale e pepe.
- **Dosi:** 2
- **Metodo di cottura:** Bollitura (per i gamberi)
- **Procedura:** 1. Cuocere i gamberi in acqua bollente. 2. Tagliare l'avocado a cubetti. 3. Unire gamberi, avocado e rucola. 4. Condire con olio, succo di limone, sale e pepe.
- **Valori nutrizionali (per porzione):** Calorie: 300 kcal, Proteine: 20g, Carboidrati: 8g, Grassi: 20g, Fibre: 5g, Zuccheri: 2g

Insalata di Cavolo e Pollo con Salsa Tahini

- **Tempo di preparazione:** 15 minuti
- **Ingredienti:** 2 tazze di cavolo tritato, 150g di petto di pollo cotto, 2 cucchiai di tahini, 1 limone, 1 spicchio d'aglio, sale e pepe.
- **Dosi:** 2
- **Metodo di cottura:** Nessuno
- **Procedura:** 1. Mescolare cavolo e pollo sminuzzato. 2. Preparare una salsa con tahini, succo di limone, aglio tritato, sale e pepe. 3. Condire l'insalata con la salsa.
- **Valori nutrizionali (per porzione):** Calorie: 300 kcal, Proteine: 25g, Carboidrati: 10g, Grassi: 18g, Fibre: 4g, Zuccheri: 4g

Capitolo 6: Cene Squisite

6.1. Ricette Principali: Dall'Ordinario all'Eccezionale

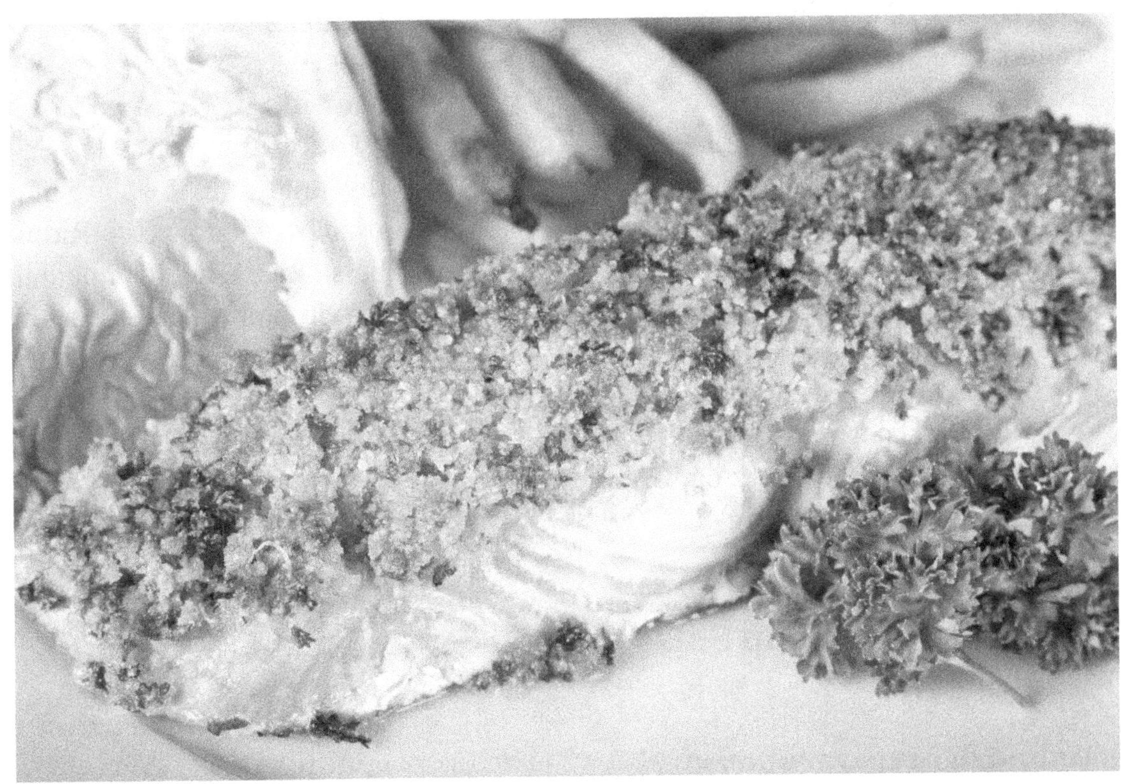

Salmone al Forno con Crosta di Erbe

- **Tempo di preparazione:** 25 minuti
- **Ingredienti:** 2 filetti di salmone, 1/4 tazza di erbe aromatiche tritate (basilico, prezzemolo, timo), 2 cucchiai di olio extravergine d'oliva, sale e pepe.
- **Dosi:** 2
- **Metodo di cottura:** Forno
- **Procedura:** 1. Pre-riscaldare il forno a 200°C. 2. Mescolare erbe, olio, sale e pepe. 3. Rivestire i filetti di salmone con la miscela. 4. Cuocere in forno per 15 minuti.
- **Valori nutrizionali (per porzione):** Calorie: 280 kcal, Proteine: 23g, Carboidrati: 1g, Grassi: 20g, Fibre: 0g, Zuccheri: 0g

Pollo Cremoso al Pesto di Avocado

- **Tempo di preparazione:** 30 minuti
- **Ingredienti:** 2 petti di pollo, 1 avocado, 1/4 tazza di foglie di basilico, 2 cucchiai di olio d'oliva, 1 spicchio d'aglio, sale e pepe.
- **Dosi:** 2
- **Metodo di cottura:** Padella
- **Procedura:** 1. Frullare avocado, basilico, olio, aglio, sale e pepe per fare il pesto. 2. Cuocere il pollo in padella fino a doratura. 3. Ricoprire con pesto di avocado.
- **Valori nutrizionali (per porzione):** Calorie: 350 kcal, Proteine: 30g, Carboidrati: 6g, Grassi: 23g, Fibre: 4g, Zuccheri: 1g

Filetto di Manzo con Salsa di Funghi

- **Tempo di preparazione:** 40 minuti
- **Ingredienti:** 2 filetti di manzo, 200g di funghi, 1 cucchiaio di burro, 1/2 tazza di panna, sale e pepe.
- **Dosi:** 2
- **Metodo di cottura:** Padella e Salsa
- **Procedura:** 1. Cuocere i filetti a piacere. 2. Soffriggere i funghi in burro. 3. Aggiungere panna, sale e pepe. 4. Servire i filetti con salsa di funghi.
- **Valori nutrizionali (per porzione):** Calorie: 400 kcal, Proteine: 25g, Carboidrati: 3g, Grassi: 32g, Fibre: 1g, Zuccheri: 1g

Anatra Arrosto con Riduzione di Balsamico

- **Tempo di preparazione:** 60 minuti
- **Ingredienti:** 2 petti d'anatra, 1/4 tazza di aceto balsamico, 1 cucchiaio di miele, sale e pepe.
- **Dosi:** 2
- **Metodo di cottura:** Forno
- **Procedura:** 1. Incidere la pelle dell'anatra. 2. Rosolare in padella, poi trasferire in forno. 3. Ridurre balsamico e miele in padella. 4. Servire anatra con riduzione.
- **Valori nutrizionali (per porzione):** Calorie: 450 kcal, Proteine: 30g, Carboidrati: 10g, Grassi: 32g, Fibre: 0g, Zuccheri: 9g

Bistecca di Tonno con Salsa di Avocado

- **Tempo di preparazione:** 20 minuti
- **Ingredienti:** 2 bistecca di tonno, 1 avocado, succo di 1 lime, 1 cucchiaio di coriandolo tritato, 2 cucchiai di olio d'oliva, sale e pepe.
- **Dosi:** 2
- **Metodo di cottura:** Griglia
- **Procedura:** 1. Grigliare il tonno. 2. Frullare avocado, lime, coriandolo, olio, sale e pepe. 3. Servire il tonno con salsa di avocado.
- **Valori nutrizionali (per porzione):** Calorie: 370 kcal, Proteine: 30g, Carboidrati: 6g, Grassi: 25g, Fibre: 4g, Zuccheri: 1g

Cosce di Pollo al Limone e Rosmarino

- **Tempo di preparazione:** 45 minuti
- **Ingredienti:** 4 cosce di pollo, succo di 1 limone, 2 cucchiai di rosmarino tritato, 2 spicchi d'aglio, 3 cucchiai di olio d'oliva, sale e pepe.
- **Dosi:** 4
- **Metodo di cottura:** Forno
- **Procedura:** 1. Marinate il pollo con limone, rosmarino, aglio, olio, sale e pepe. 2. Cuocere in forno a 200°C per 35 minuti.
- **Valori nutrizionali (per porzione):** Calorie: 300 kcal, Proteine: 25g, Carboidrati: 2g, Grassi: 22g, Fibre: 0g, Zuccheri: 0g

6.2. Accompagnamenti Chetogenici Creativi

Cavolfiore al Forno con Parmigiano

- **Tempo di preparazione:** 25 minuti
- **Ingredienti:** 1 cavolfiore, 1/2 tazza di parmigiano grattugiato, 2 cucchiai di olio d'oliva, sale, pepe.
- **Dosi:** 4
- **Metodo di cottura:** Forno
- **Procedura:** 1. Tagliare il cavolfiore a cimette. 2. Mescolare con olio, sale e pepe. 3. Spolverare con parmigiano. 4. Cuocere a 200°C per 20 minuti.
- **Valori nutrizionali (per porzione):** Calorie: 150 kcal, Proteine: 7g, Carboidrati: 8g, Grassi: 10g, Fibre: 3g, Zuccheri: 3g

Insalata di Spinaci e Noci

- **Tempo di preparazione:** 10 minuti
- **Ingredienti:** 2 tazze di spinaci baby, 1/2 tazza di noci, 1/4 di tazza di formaggio feta, 2 cucchiai di olio extravergine d'oliva, 1 cucchiaio di aceto balsamico.
- **Dosi:** 2
- **Metodo di cottura:** Nessuno
- **Procedura:** 1. Unire spinaci, noci e feta. 2. Condire con olio e aceto balsamico.
- **Valori nutrizionali (per porzione):** Calorie: 280 kcal, Proteine: 7g, Carboidrati: 6g, Grassi: 26g, Fibre: 3g, Zuccheri: 2g

Asparagi Avvolti in Prosciutto

- **Tempo di preparazione:** 15 minuti
- **Ingredienti:** 12 asparagi, 6 fette di prosciutto crudo, olio extravergine d'oliva, pepe.
- **Dosi:** 2
- **Metodo di cottura:** Forno o griglia
- **Procedura:** 1. Avvolgere asparagi con prosciutto. 2. Condire con olio e pepe. 3. Cuocere in forno o grigliare per 10 minuti.
- **Valori nutrizionali (per porzione):** Calorie: 150 kcal, Proteine: 12g, Carboidrati: 4g, Grassi: 10g, Fibre: 2g, Zuccheri: 2g

Purè di Zucca Speziato

- **Tempo di preparazione:** 30 minuti
- **Ingredienti:** 1 zucca, 1 cucchiaio di burro, noce moscata, sale, pepe.
- **Dosi:** 4
- **Metodo di cottura:** Bollitura
- **Procedura:** 1. Cuocere la zucca fino a che non diventa morbida. 2. Schiacciare con burro, noce moscata, sale e pepe.
- **Valori nutrizionali (per porzione):** Calorie: 80 kcal, Proteine: 2g, Carboidrati: 10g, Grassi: 4g, Fibre: 2g, Zuccheri: 4g

Insalata di Avocado e Pomodoro

- **Tempo di preparazione:** 10 minuti
- **Ingredienti:** 1 avocado, 2 pomodori, succo di 1 lime, coriandolo, sale, pepe.
- **Dosi:** 2
- **Metodo di cottura:** Nessuno
- **Procedura:** 1. Tagliare avocado e pomodori. 2. Unire con lime, coriandolo, sale e pepe.
- **Valori nutrizionali (per porzione):** Calorie: 220 kcal, Proteine: 3g, Carboidrati: 12g, Grassi: 20g, Fibre: 7g, Zuccheri: 3g

Funghi Ripieni al Formaggio e Erbe

- **Tempo di preparazione:** 20 minuti
- **Ingredienti:** 12 funghi champignon, 1/2 tazza di formaggio cremoso, erbe aromatiche tritate, 1 spicchio d'aglio, olio d'oliva.
- **Dosi:** 4
- **Metodo di cottura:** Forno
- **Procedura:** 1. Rimuovere i gambi dei funghi. 2. Miscelare formaggio, erbe e aglio. 3. Farcire i funghi. 4. Cuocere a 180°C per 15 minuti.
- **Valori nutrizionali (per porzione):** Calorie: 150 kcal, Proteine: 6g, Carboidrati: 4g, Grassi: 12g, Fibre: 1g, Zuccheri: 2g

6.3. Cene Speciali: Creare Momenti Memorabili

Involtini di Melanzane con Ripieno di Caprino

- **Tempo di preparazione:** 30 minuti
- **Ingredienti:** 2 melanzane grandi, 200g di formaggio di capra, 2 cucchiai di pinoli, olio extravergine d'oliva, basilico fresco, sale, pepe.
- **Dosi:** 4
- **Metodo di cottura:** Forno
- **Procedura:** 1. Tagliare le melanzane a fette sottili e grigliarle. 2. Mescolare il formaggio con pinoli, basilico, sale e pepe. 3. Farcire le fette di melanzana e arrotolarle. 4. Infornare a 180°C per 10 minuti.

- **Valori nutrizionali (per porzione):** Calorie: 180 kcal, Proteine: 8g, Carboidrati: 9g, Grassi: 14g, Fibre: 3g, Zuccheri: 5g

Zuppa Cremosa di Asparagi e Avocado

- **Tempo di preparazione:** 20 minuti
- **Ingredienti:** 1 mazzo di asparagi, 1 avocado maturo, 1 tazza di brodo vegetale, 1 spicchio d'aglio, succo di 1 limone, sale, pepe.
- **Dosi:** 4
- **Metodo di cottura:** Frullatore/Blender
- **Procedura:** 1. Cuocere gli asparagi in brodo con aglio. 2. Frullare asparagi, avocado, succo di limone, sale e pepe fino a ottenere una crema. 3. Servire calda o fredda.
- **Valori nutrizionali (per porzione):** Calorie: 150 kcal, Proteine: 4g, Carboidrati: 10g, Grassi: 12g, Fibre: 5g, Zuccheri: 2g

Insalata di Mare Chetogenica

- **Tempo di preparazione:** 30 minuti
- **Ingredienti:** 200g di gamberetti, 200g di calamari, 1 avocado, rucola, olio extravergine d'oliva, limone, sale, pepe.
- **Dosi:** 4
- **Metodo di cottura:** Bollitura
- **Procedura:** 1. Cuocere gamberetti e calamari in acqua bollente. 2. Tagliare l'avocado a cubetti. 3. Unire mare, avocado, rucola, condire con olio, limone, sale e pepe.

- **Valori nutrizionali (per porzione):** Calorie: 200 kcal, Proteine: 20g, Carboidrati: 6g, Grassi: 12g, Fibre: 4g, Zuccheri: 1g

Tartare di Salmone e Avocado

- **Tempo di preparazione:** 15 minuti
- **Ingredienti:** 300g di salmone fresco, 1 avocado, succo di 1 lime, coriandolo, sale, pepe nero.
- **Dosi:** 4
- **Metodo di cottura:** Nessuno
- **Procedura:** 1. Tagliare salmone e avocado a cubetti. 2. Condire con lime, coriandolo, sale e pepe. 3. Servire immediatamente.
- **Valori nutrizionali (per porzione):** Calorie: 250 kcal, Proteine: 18g, Carboidrati: 6g, Grassi: 18g, Fibre: 4g, Zuccheri: 1g

Filetto di Manzo in Crosta di Erbe

- **Tempo di preparazione:** 45 minuti
- **Ingredienti:** 2 filetti di manzo, mix di erbe aromatiche tritate (rosmarino, timo, salvia), olio extravergine d'oliva, sale, pepe.
- **Dosi:** 2
- **Metodo di cottura:** Padella e Forno
- **Procedura:** 1. Coprire i filetti con erbe, sale e pepe. 2. Sigillare in padella con olio. 3. Infornare a 200°C per 15 minuti.

- **Valori nutrizionali (per porzione):** Calorie: 350 kcal, Proteine: 30g, Carboidrati: 1g, Grassi: 25g, Fibre: 1g, Zuccheri: 0g

Gamberi alla Griglia con Salsa al Burro e Aglio

- **Tempo di preparazione:** 20 minuti
- **Ingredienti:** 20 gamberi, 3 cucchiai di burro, 2 spicchi d'aglio, succo di 1 limone, prezzemolo tritato, sale, pepe.
- **Dosi:** 4
- **Metodo di cottura:** Griglia
- **Procedura:** 1. Grigliare i gamberi. 2. Sciogliere burro con aglio, limone, prezzemolo, sale e pepe. 3. Versare la salsa sui gamberi.
- **Valori nutrizionali (per porzione):** Calorie: 200 kcal, Proteine: 20g, Carboidrati: 1g, Grassi: 14g, Fibre: 0g, Zuccheri: 0g

Capitolo 7: Snack e Spuntini Sfiziosi

7.1. Piccole Delizie Salate

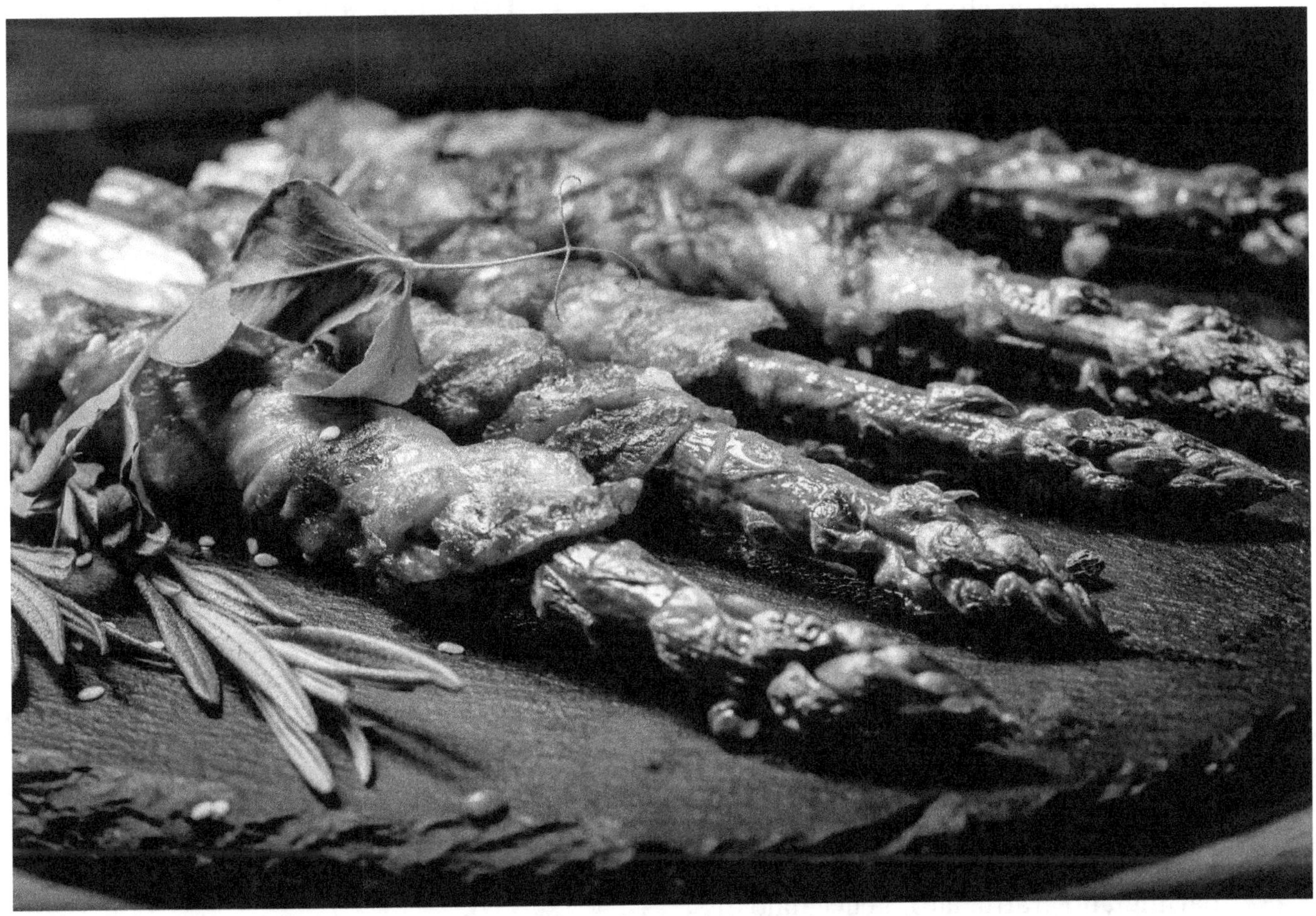

Rotolini di Prosciutto e Asparagi

- **Tempo di preparazione:** 15 minuti
- **Ingredienti:** 6 asparagi, 6 fette di prosciutto crudo, olio extravergine d'oliva, pepe.
- **Dosi:** 6 rotolini
- **Metodo di cottura:** Griglia
- **Procedura:** 1. Grigliare gli asparagi leggermente oliati. 2. Avvolgere ciascun asparago con una fetta di prosciutto. 3. Servire con una spolverata di pepe.
- **Valori nutrizionali (per porzione):** Calorie: 70 kcal, Proteine: 5g, Carboidrati: 1g, Grassi: 5g, Fibre: 1g, Zuccheri: 0g

Mini Quiche Lorraine Chetogeniche

- **Tempo di preparazione:** 30 minuti
- **Ingredienti:** 2 uova, 100g di pancetta a dadini, 50g di formaggio cheddar grattugiato, 1 cucchiaio di farina di mandorle, 1 cucchiaio di panna, sale, pepe.
- **Dosi:** 6 mini quiches
- **Metodo di cottura:** Forno
- **Procedura:** 1. Mescolare farina di mandorle, uova, panna, sale e pepe. 2. Aggiungere pancetta e cheddar. 3. Versare in stampini per muffin e cuocere a 180°C per 20 minuti.
- **Valori nutrizionali (per porzione):** Calorie: 180 kcal, Proteine: 12g, Carboidrati: 2g, Grassi: 14g, Fibre: 1g, Zuccheri: 0.5g

Crostini di Cavolfiore al Parmigiano

- **Tempo di preparazione:** 25 minuti
- **Ingredienti:** 1 cavolfiore, 50g di parmigiano grattugiato, 1 cucchiaio di olio extravergine d'oliva, sale, pepe.
- **Dosi:** 4 persone
- **Metodo di cottura:** Forno
- **Procedura:** 1. Tagliare il cavolfiore a fette sottili. 2. Condire con olio, sale, pepe e parmigiano. 3. Cuocere in forno a 200°C per 15 minuti.
- **Valori nutrizionali (per porzione):** Calorie: 120 kcal, Proteine: 8g, Carboidrati: 5g, Grassi: 8g, Fibre: 3g, Zuccheri: 2g

Spiedini di Pollo e Zucchine

- **Tempo di preparazione:** 20 minuti
- **Ingredienti:** 200g di petto di pollo, 1 zucchina, paprika, olio extravergine d'oliva, sale, pepe.
- **Dosi:** 6 spiedini
- **Metodo di cottura:** Griglia
- **Procedura:** 1. Tagliare il pollo e la zucchina a cubetti. 2. Infilarli sugli spiedini alternandoli. 3. Condire con olio, paprika, sale e pepe. 4. Grigliare fino a doratura.
- **Valori nutrizionali (per porzione):** Calorie: 110 kcal, Proteine: 15g, Carboidrati: 2g, Grassi: 5g, Fibre: 1g, Zuccheri: 1g

Olive Farcite al Tonno

- **Tempo di preparazione:** 15 minuti
- **Ingredienti:** 100g di olive verdi snocciolate, 50g di tonno al naturale, 1 cucchiaio di maionese, prezzemolo tritato.
- **Dosi:** 4 persone
- **Metodo di cottura:** Nessuno
- **Procedura:** 1. Mescolare tonno, maionese e prezzemolo. 2. Farcire le olive con il composto. 3. Servire fresche.
- **Valori nutrizionali (per porzione):** Calorie: 90 kcal, Proteine: 5g, Carboidrati: 1g, Grassi: 7g, Fibre: 1g, Zuccheri: 0g

Chips di Zucchine al Parmigiano

- **Tempo di preparazione:** 30 minuti
- **Ingredienti:** 2 zucchine, 50g di parmigiano grattugiato, olio extravergine d'oliva, sale.
- **Dosi:** 4 persone
- **Metodo di cottura:** Forno
- **Procedura:** 1. Tagliare le zucchine a rondelle sottili. 2. Disporre su una teglia, condire con olio e sale. 3. Cospargere con parmigiano. 4. Cuocere a 180°C per 20 minuti.
- **Valori nutrizionali (per porzione):** Calorie: 80 kcal, Proteine: 6g, Carboidrati: 3g, Grassi: 5g, Fibre: 1g, Zuccheri: 2g

7.2. Dolcetti Chetogenici per Ogni Occasione

Muffin al Cioccolato e Nocciole

- **Tempo di preparazione:** 25 minuti
- **Ingredienti:** 1/2 tazza di farina di mandorle, 1/4 tazza di cacao in polvere, 1/4 tazza di eritritolo, 3 uova, 1/4 tazza di olio di cocco, 1 cucchiaino di lievito in polvere, un pizzico di sale, 1/4 tazza di nocciole tritate.
- **Dosi:** 6 muffins
- **Metodo di cottura:** Forno
- **Procedura:** 1. Miscelare farina di mandorle, cacao, eritritolo, lievito e sale. 2. Aggiungere uova e olio di cocco. 3. Incorporare le nocciole. 4. Versare in stampini da muffin. 5. Cuocere a 180°C per 20 minuti.
- **Valori nutrizionali (per porzione):** Calorie: 200 kcal, Proteine: 6g, Carboidrati: 4g (netti), Grassi: 18g, Fibre: 3g, Zuccheri: 1g

Biscotti al Burro di Arachidi

- **Tempo di preparazione:** 20 minuti
- **Ingredienti:** 1 tazza di burro di arachidi, 1/2 tazza di eritritolo, 1 uovo, 1 cucchiaino di estratto di vaniglia.
- **Dosi:** 10 biscotti
- **Metodo di cottura:** Forno
- **Procedura:** 1. Mescolare burro di arachidi, eritritolo, uovo e vaniglia. 2. Formare palline e schiacciarle su una teglia. 3. Cuocere a 180°C per 12 minuti.
- **Valori nutrizionali (per porzione):** Calorie: 160 kcal, Proteine: 6g, Carboidrati: 3g (netti), Grassi: 14g, Fibre: 1g, Zuccheri: 2g

Tramezzini di Cocco e Limone

- **Tempo di preparazione:** 30 minuti
- **Ingredienti:** 1 tazza di farina di cocco, 1/2 tazza di eritritolo, 1/4 tazza di olio di cocco, succo e scorza di 1 limone, 1 uovo.
- **Dosi:** 8 tramezzini
- **Metodo di cottura:** Forno
- **Procedura:** 1. Unire farina di cocco, eritritolo, olio di cocco, succo e scorza di limone. 2. Aggiungere l'uovo. 3. Formare dei tramezzini e disporre su una teglia. 4. Cuocere a 180°C per 15 minuti.
- **Valori nutrizionali (per porzione):** Calorie: 180 kcal, Proteine: 3g, Carboidrati: 4g (netti), Grassi: 16g, Fibre: 2g, Zuccheri: 1g

Barrette Energetiche alla Vaniglia e Mandorle

- **Tempo di preparazione:** 15 minuti (più raffreddamento)
- **Ingredienti:** 1 tazza di mandorle tritate, 1/4 tazza di semi di chia, 1/4 tazza di eritritolo, 1/2 tazza di burro di cocco fuso, 1 cucchiaino di estratto di vaniglia.
- **Dosi:** 6 barrette
- **Metodo di cottura:** Nessuno
- **Procedura:** 1. Mescolare mandorle, semi di chia e eritritolo. 2. Aggiungere burro di cocco e vaniglia. 3. Premere in uno stampo e raffreddare in frigo.
- **Valori nutrizionali (per porzione):** Calorie: 220 kcal, Proteine: 5g, Carboidrati: 5g (netti), Grassi: 20g, Fibre: 4g, Zuccheri: 1g

Panna Cotta al Caffè

- **Tempo di preparazione:** 20 minuti (più raffreddamento)
- **Ingredienti:** 2 tazze di panna, 1/4 tazza di eritritolo, 2 cucchiaini di gelatina in polvere, 1 tazza di caffè forte.
- **Dosi:** 4 porzioni
- **Metodo di cottura:** Fuoco lento
- **Procedura:** 1. Scaldare panna e eritritolo. 2. Aggiungere gelatina e caffè. 3. Versare in stampi e raffreddare in frigo.
- **Valori nutrizionali (per porzione):** Calorie: 250 kcal, Proteine: 2g, Carboidrati: 3g (netti), Grassi: 25g, Fibre: 0g, Zuccheri: 2g

Quadrotti di Cioccolato e Avocado

- **Tempo di preparazione:** 20 minuti (più raffreddamento)
- **Ingredienti:** 1 avocado maturo, 1/4 tazza di cacao in polvere, 1/4 tazza di eritritolo, 1/4 tazza di nocciole tritate, un pizzico di sale.
- **Dosi:** 8 quadrotti
- **Metodo di cottura:** Nessuno
- **Procedura:** 1. Frullare avocado, cacao, eritritolo e sale. 2. Aggiungere nocciole. 3. Stendere in uno stampo e raffreddare in frigo.
- **Valori nutrizionali (per porzione):** Calorie: 100 kcal, Proteine: 2g, Carboidrati: 4g (netti), Grassi: 9g, Fibre: 3g, Zuccheri: 1g

7.3. Bevande e Frullati Nutrienti

Frullato di Avocado e Cacao

- **Tempo di preparazione:** 5 minuti
- **Ingredienti:** 1 avocado maturo, 2 cucchiai di cacao in polvere, 1 tazza di latte di mandorla, 1 cucchiaio di eritritolo, cubetti di ghiaccio.
- **Dosi:** 2
- **Metodo di cottura:** Frullatore
- **Procedura:** 1. Tagliare l'avocado e metterlo nel frullatore. 2. Aggiungere cacao, latte di mandorla e eritritolo. 3. Frullare fino a ottenere una consistenza liscia. 4. Aggiungere ghiaccio e mescolare nuovamente.
- **Valori nutrizionali (per porzione):** Calorie: 180 kcal, Proteine: 3g, Carboidrati: 8g (netti), Grassi: 15g, Fibre: 6g, Zuccheri: 1g

Smoothie Verde Chetogenico

- **Tempo di preparazione:** 5 minuti
- **Ingredienti:** 1 tazza di spinaci, 1/2 avocado, 1/2 cetriolo, 1 tazza di latte di cocco, stevia a piacere, cubetti di ghiaccio.
- **Dosi:** 2
- **Metodo di cottura:** Frullatore
- **Procedura:** 1. Combinare spinaci, avocado, cetriolo e latte di cocco nel frullatore. 2. Aggiungere stevia secondo il gusto desiderato. 3. Frullare fino a ottenere una consistenza omogenea. 4. Aggiungere ghiaccio e frullare di nuovo.

- **Valori nutrizionali (per porzione):** Calorie: 150 kcal, Proteine: 2g, Carboidrati: 6g (netti), Grassi: 13g, Fibre: 4g, Zuccheri: 2g

Frappè Proteico alla Vaniglia

- **Tempo di preparazione:** 5 minuti
- **Ingredienti:** 1 tazza di latte di mandorla, 2 cucchiai di proteine del siero di latte alla vaniglia, 1 cucchiaio di burro di mandorle, stevia a piacere, cubetti di ghiaccio.
- **Dosi:** 1
- **Metodo di cottura:** Frullatore
- **Procedura:** 1. Versare il latte di mandorla nel frullatore. 2. Aggiungere le proteine del siero di latte, il burro di mandorle e stevia. 3. Frullare fino ad ottenere un composto omogeneo. 4. Aggiungere ghiaccio e mescolare nuovamente.
- **Valori nutrizionali (per porzione):** Calorie: 200 kcal, Proteine: 20g, Carboidrati: 4g (netti), Grassi: 11g, Fibre: 2g, Zuccheri: 1g

Frullato di Bacche e Crema di Cocco

- **Tempo di preparazione:** 5 minuti
- **Ingredienti:** 1/2 tazza di bacche miste (lamponi, mirtilli), 1 tazza di crema di cocco, stevia a piacere, cubetti di ghiaccio.
- **Dosi:** 2
- **Metodo di cottura:** Frullatore

- **Procedura:** 1. Unire le bacche e la crema di cocco nel frullatore. 2. Dolcificare con stevia secondo il gusto. 3. Frullare fino a ottenere un composto liscio. 4. Aggiungere ghiaccio e frullare nuovamente.
- **Valori nutrizionali (per porzione):** Calorie: 250 kcal, Proteine: 2g, Carboidrati: 6g (netti), Grassi: 24g, Fibre: 2g, Zuccheri: 3g

Frullato di Spinaci e Limone

- **Tempo di preparazione:** 5 minuti
- **Ingredienti:** 1 tazza di spinaci, succo di 1 limone, 1 tazza di acqua, stevia a piacere, cubetti di ghiaccio.
- **Dosi:** 2
- **Metodo di cottura:** Frullatore
- **Procedura:** 1. Combinare spinaci, succo di limone e acqua nel frullatore. 2. Aggiungere stevia a piacere. 3. Frullare fino a ottenere una consistenza omogenea. 4. Aggiungere ghiaccio e frullare nuovamente.

- **Valori nutrizionali (per porzione):** Calorie: 30 kcal, Proteine: 2g, Carboidrati: 4g (netti), Grassi: 0g, Fibre: 2g, Zuccheri: 1g

Frullato di Caffè e Nocciole

- **Tempo di preparazione:** 5 minuti
- **Ingredienti:** 1 tazza di caffè freddo, 2 cucchiai di crema di nocciole, 1 tazza di latte di mandorla, stevia a piacere, cubetti di ghiaccio.
- **Dosi:** 2
- **Metodo di cottura:** Frullatore
- **Procedura:** 1. Versare il caffè, la crema di nocciole e il latte di mandorla nel frullatore. 2. Aggiungere stevia a piacere. 3. Frullare fino a ottenere una consistenza liscia. 4. Aggiungere ghiaccio e frullare di nuovo.
- **Valori nutrizionali (per porzione):** Calorie: 180 kcal, Proteine: 3g, Carboidrati: 5g (netti), Grassi: 15g, Fibre: 2g, Zuccheri: 2g

Capitolo 8: Sapori del Mondo in Chiave Chetogenica

8.1. Fusion Chetogenica: Ricette Internazionali

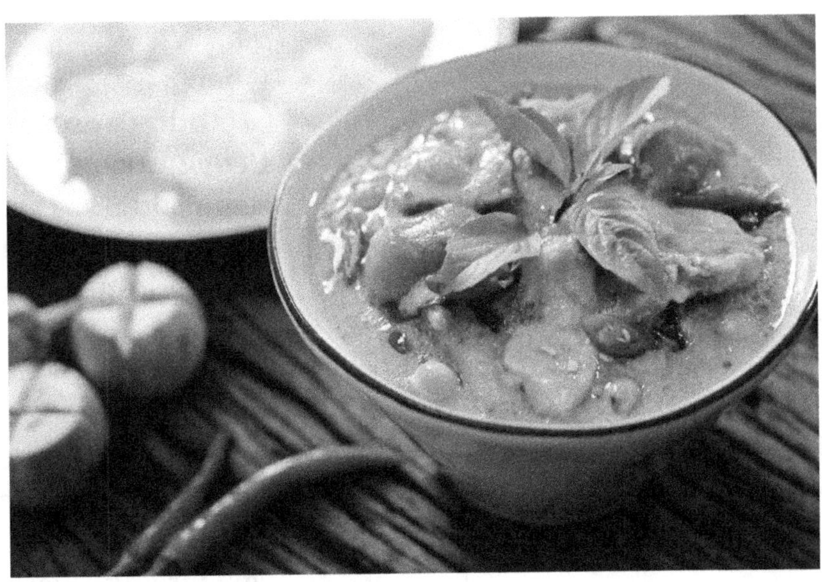

Curry di Pollo Chetogenico Thai

- **Tempo di preparazione:** 30 minuti
- **Ingredienti:** 2 petti di pollo, 1 lattina di latte di cocco, 2 cucchiai di pasta di curry rosso, 1 cucchiaio di olio di cocco, 1 peperone rosso, 1 cipolla, coriandolo fresco, sale e pepe q.b.
- **Dosi:** 4
- **Metodo di cottura:** Stufatura
- **Procedura:** 1. Tagliare il pollo a pezzetti e il peperone a strisce. 2. In una padella, scaldare l'olio di cocco e soffriggere la cipolla. 3. Aggiungere la pasta di curry e mescolare. 4. Aggiungere il pollo e dorare. 5. Versare il latte di cocco e cuocere per 20 minuti. 6. Aggiungere il peperone e cuocere per altri 5 minuti. 7. Servire con coriandolo fresco.
- **Valori nutrizionali (per porzione):** Calorie: 350 kcal, Proteine: 25g, Carboidrati: 6g, Grassi: 25g, Fibre: 2g, Zuccheri: 3g

Tacos Chetogenici Messicani

- **Tempo di preparazione:** 20 minuti
- **Ingredienti:** 4 foglie di lattuga grande, 200g di carne macinata, 1 pomodoro, 1/2 cipolla, 1 avocado, succo di lime, cumino e paprika q.b.
- **Dosi:** 4
- **Metodo di cottura:** Sauté
- **Procedura:** 1. Cuocere la carne macinata con cipolla, cumino e paprika. 2. Tagliare il pomodoro e l'avocado a cubetti. 3. Disporre la carne sulla foglia di lattuga. 4. Aggiungere pomodoro e avocado. 5. Condire con succo di lime.
- **Valori nutrizionali (per porzione):** Calorie: 300 kcal, Proteine: 15g, Carboidrati: 8g, Grassi: 20g, Fibre: 4g, Zuccheri: 2g

Insalata Greca Chetogenica

- **Tempo di preparazione:** 15 minuti
- **Ingredienti:** 2 cetrioli, 2 pomodori, 1/2 cipolla rossa, 100g di feta, olive nere, olio d'oliva, aceto di vino rosso, origano q.b.
- **Dosi:** 4
- **Metodo di cottura:** Nessuna cottura
- **Procedura:** 1. Tagliare cetrioli, pomodori e cipolla a pezzetti. 2. Unire in una ciotola con olive e feta sbriciolata. 3. Condire con olio d'oliva, aceto e origano.
- **Valori nutrizionali (per porzione):** Calorie: 180 kcal, Proteine: 5g, Carboidrati: 6g, Grassi: 15g, Fibre: 2g, Zuccheri: 3g

Zuppa Chetogenica di Miso Giapponese

- **Tempo di preparazione:** 20 minuti
- **Ingredienti:** 4 cucchiai di pasta di miso, 1 l di brodo di verdure, 1 cucchiaio di alghe wakame, 1 cucchiaio di tofu a dadini, cipollotto q.b.
- **Dosi:** 4
- **Metodo di cottura:** Bollitura
- **Procedura:** 1. Scaldare il brodo senza portarlo a ebollizione. 2. Aggiungere miso e mescolare fino a scioglierlo. 3. Aggiungere alghe wakame e tofu. 4. Cuocere per 5 minuti. 5. Servire con cipollotto tritato.
- **Valori nutrizionali (per porzione):** Calorie: 80 kcal, Proteine: 6g, Carboidrati: 4g, Grassi: 3g, Fibre: 1g, Zuccheri: 2g

Risotto Chetogenico all'Italiana con Zucchine

- **Tempo di preparazione:** 25 minuti
- **Ingredienti:** 2 zucchine grandi, 1 cipolla, 1 spicchio d'aglio, 1 tazza di brodo di pollo, 1/4 tazza di parmigiano grattugiato, prezzemolo q.b., olio d'oliva, sale e pepe.
- **Dosi:** 4
- **Metodo di cottura:** Sauté

- **Procedura:** 1. Tritare cipolla e aglio e soffriggere in olio d'oliva. 2. Aggiungere zucchine tagliate a cubetti e cuocere per 5 minuti. 3. Aggiungere il brodo e cuocere fino a che le zucchine non si ammorbidiscano. 4. Spegnere il fuoco e aggiungere il parmigiano e il prezzemolo. 5. Servire caldo.
- **Valori nutrizionali (per porzione):** Calorie: 150 kcal, Proteine: 6g, Carboidrati: 8g, Grassi: 10g, Fibre: 2g, Zuccheri: 4g

Bistecca Chimichurri Argentino Chetogenico

- **Tempo di preparazione:** 20 minuti
- **Ingredienti:** 4 bistecche di manzo, 1/2 tazza di prezzemolo fresco, 1/4 tazza di olio d'oliva, 3 spicchi d'aglio, 2 cucchiai di aceto di vino rosso, 1 cucchiaino di peperoncino rosso tritato, sale e pepe q.b.
- **Dosi:** 4
- **Metodo di cottura:** Grigliatura
- **Procedura:** 1. Preparare il chimichurri mescolando prezzemolo, olio d'oliva, aglio tritato, aceto, peperoncino, sale e pepe. 2. Grigliare le bistecche secondo la preferenza di cottura. 3. Servire le bistecche con il chimichurri versato sopra.
- **Valori nutrizionali (per porzione):** Calorie: 450 kcal, Proteine: 35g, Carboidrati: 2g, Grassi: 35g, Fibre: 0.5g, Zuccheri: 0g

8.2. Viaggio Culinario: Da Oriente a Occidente

Pollo al Curry di Cocco Thai Chetogenico

- **Tempo di preparazione:** 30 minuti
- **Ingredienti:** 2 petti di pollo, 1 lattina di latte di cocco, 1 cucchiaio di pasta di curry rosso, 1 peperone rosso, 1 cipolla, 1 mazzetto di coriandolo fresco, olio di cocco, sale e pepe q.b.
- **Porzioni:** 4
- **Metodo di cottura:** Soffriggere
- **Procedura**: 1. Soffriggere la cipolla e il peperone tagliati a pezzi in olio di cocco. 2. Aggiungere il pollo tagliato a cubetti e cuocere fino a doratura. 3. Unire la pasta di curry e il latte di cocco, cuocere a fuoco lento per 20 minuti. 4. Cospargere di coriandolo fresco prima di servire.
- **Valori nutrizionali (per porzione)**: Calorie: 310 kcal, Proteine: 25g, Carboidrati: 8g, Grassi: 20g, Fibre: 2g, Zuccheri: 4g

Insalata Caprese Italiana Chetogenica

- **Tempo di preparazione**: 10 minuti
- **Ingredienti**: 2 pomodori maturi, 125g di mozzarella di bufala, basilico fresco, olio extravergine di oliva, aceto balsamico, sale e pepe q.b.
- **Porzioni**: 2
- **Metodo di cottura**: Assemblaggio
- **Procedura**: 1. Tagliare i pomodori e la mozzarella a fette. 2. Disporre a strati alternati su un piatto. 3. Condire con olio, aceto balsamico, sale e pepe. 4. Guarnire con foglie di basilico fresco.
- **Valori nutrizionali (per porzione)**: Calorie: 280 kcal, Proteine: 18g, Carboidrati: 6g, Grassi: 20g, Fibre: 2g, Zuccheri: 4g

Pollo Tikka Masala Chetogenico all'Indiana

- **Tempo di preparazione**: 45 minuti
- **Ingredienti**: 2 petti di pollo, 200ml di panna, 2 cucchiai di pasta di pomodoro, 1 cucchiaio di garam masala, 1 cucchiaino di curcuma, 1 cipolla, aglio, zenzero, coriandolo fresco, olio di cocco
- **Porzioni**: 3
- **Metodo di cottura**: Soffriggere
- **Procedura**: 1. Marinare il pollo con spezie, aglio e zenzero. 2. Soffriggere la cipolla in olio di cocco, aggiungere il pollo e cuocere fino a doratura. 3. Unire la pasta di pomodoro e la panna, cuocere per 20 minuti. 4. Guarnire con coriandolo.

- **Valori nutrizionali (per porzione)**: Calorie: 400 kcal, Proteine: 30g, Carboidrati: 10g, Grassi: 28g, Fibre: 2g, Zuccheri: 5g

Zoodles al Pesto Chetogenico all'Italiana

- **Tempo di preparazione**: 20 minuti
- **Ingredienti**: 2 zucchine, 1/2 tazza di basilico fresco, 2 cucchiai di pinoli, 2 spicchi d'aglio, 50g di parmigiano grattugiato, olio extravergine di oliva, sale e pepe
- **Porzioni**: 2
- **Metodo di cottura**: Spiralizzare e Frullare
- **Procedura**: 1. Spiralizzare le zucchine. 2. Frullare basilico, pinoli, aglio, parmigiano, olio, sale e pepe per il pesto. 3. Saltare brevemente le zoodles in padella. 4. Condire con il pesto e servire.
- **Valori nutrizionali (per porzione)**: Calorie: 220 kcal, Proteine: 10g, Carboidrati: 8g, Grassi: 18g, Fibre: 3g, Zuccheri: 4g

Zuppa di Avocado e Lime Chetogenica Messicana

- **Tempo di preparazione**: 25 minuti
- **Ingredienti**: 2 avocado maturi, succo di 2 lime, 500ml di brodo di pollo, 1 peperoncino, coriandolo fresco, sale e pepe, panna
- **Porzioni**: 4
- **Metodo di cottura**: Frullare

- **Procedura**: 1. Frullare avocado, succo di lime, brodo e peperoncino. 2. Riscaldare la zuppa senza portarla ad ebollizione. 3. Servire con un cucchiaio di panna e coriandolo fresco.
- **Valori nutrizionali (per porzione)**: Calorie: 250 kcal, Proteine: 4g, Carboidrati: 15g, Grassi: 20g, Fibre: 7g, Zuccheri: 2g

Ratatouille Chetogenica alla Francese

- **Tempo di preparazione**: 40 minuti
- **Ingredienti**: 1 melanzana, 2 zucchine, 1 peperone rosso, 1 cipolla, 2 pomodori, 2 spicchi d'aglio, timo, rosmarino, olio extravergine di oliva, sale e pepe
- **Porzioni**: 4
- **Metodo di cottura**: Stufare
- **Procedura**: 1. Tagliare le verdure a cubetti. 2. Soffriggere aglio e cipolla in olio, aggiungere le altre verdure. 3. Stufare a fuoco lento con timo e rosmarino per 30 minuti. 4. Condire con sale e pepe.
- **Valori nutrizionali (per porzione)**: Calorie: 120 kcal, Proteine: 3g, Carboidrati: 15g, Grassi: 7g, Fibre: 5g, Zuccheri: 9g

8.3. Classici Globali Rivisitati

Pollo Tandoori Chetogenico

- **Tempo di preparazione**: 35 minuti
- **Ingredienti**: 4 cosce di pollo, 1 tazza di yogurt greco, 2 cucchiai di pasta di tandoori, 1 cucchiaino di aglio tritato, 1 cucchiaino di zenzero fresco, sale e pepe q.b.
- **Dosi**: 4
- **Metodo di cottura:** Arrosto
- **Procedura**: 1. Mescolare yogurt, pasta di tandoori, aglio, zenzero, sale e pepe in una ciotola. 2. Marinare il pollo nella miscela per almeno 2 ore. 3. Cuocere in forno preriscaldato a 180°C per 30 minuti. 4. Servire caldo.
- **Valori nutrizionali (per porzione)**: Calorie: 310 kcal, Proteine: 26g, Carboidrati: 6g, Grassi: 20g, Fibre: 1g, Zuccheri: 2g

Lasagne Zucchine alla Bolognese Chetogenica

- **Tempo di preparazione:** 45 minuti
- **Ingredienti:** 2 zucchine grandi, 300g di carne macinata, 1 tazza di passata di pomodoro, 1 cipolla tritata, 2 spicchi d'aglio, 200g di formaggio grattugiato, olio d'oliva, sale, pepe, basilico.
- **Dosi:** 4
- **Metodo di cottura:** Forno
- **Procedura:** 1. Tagliare le zucchine a fette sottili. 2. Soffriggere cipolla e aglio in olio, aggiungere carne e pomodoro. 3. In una teglia, alternare strati di zucchine, carne e formaggio. 4. Cuocere in forno a 180°C per 30 minuti.
- **Valori nutrizionali (per porzione):** Calorie: 450 kcal, Proteine: 35g, Carboidrati: 10g, Grassi: 30g, Fibre: 3g, Zuccheri: 5g

Paella di Cavolfiore Chetogenica

- **Tempo di preparazione:** 30 minuti
- **Ingredienti:** 1 cavolfiore grattugiato, 200g di gamberetti, 1 peperone rosso, 1 cipolla, 100g di piselli, 2 spicchi d'aglio, zafferano, brodo di pollo, olio d'oliva, sale e pepe.
- **Dosi:** 4
- **Metodo di cottura:** Saltato
- **Procedura:** 1. Soffriggere cipolla, aglio e peperone in olio. 2. Aggiungere cavolfiore, gamberetti, piselli, zafferano e brodo. 3. Cuocere per 20 minuti. 4. Servire caldo.
- **Valori nutrizionali (per porzione):** Calorie: 220 kcal, Proteine: 15g, Carboidrati: 15g, Grassi: 10g, Fibre: 6g, Zuccheri: 5g

Ramen Chetogenico

- **Tempo di preparazione:** 25 minuti
- **Ingredienti:** Noodles di shirataki, 200g di petto di pollo, 1 litro di brodo di pollo, 1 cucchiaio di pasta miso, 1 cucchiaio di salsa di soia, 1 uovo sodo, cipollotti, funghi shiitake, olio di sesamo.
- **Dosi:** 2
- **Metodo di cottura:** Bollitura
- **Procedura:** 1. Cuocere il pollo nel brodo con miso e salsa di soia. 2. Aggiungere noodles, uovo, cipollotti e funghi. 3. Servire caldo con un filo d'olio di sesamo.
- **Valori nutrizionali (per porzione):** Calorie: 360 kcal, Proteine: 35g, Carboidrati: 8g, Grassi: 20g, Fibre: 3g, Zuccheri: 2g

Tacos di Lattuga Chetogenici

- **Tempo di preparazione:** 20 minuti
- **Ingredienti:** Foglie di lattuga, 300g di carne macinata di manzo, 1 avocado, 1 pomodoro, 1 cipolla, succo di limone, peperoncino in polvere, cumino, sale e pepe.
- **Dosi:** 4
- **Metodo di cottura:** Saltato
- **Procedura:** 1. Cuocere la carne con spezie. 2. Preparare una salsa con avocado, pomodoro, cipolla e limone. 3. Servire la carne nella lattuga con salsa.
- **Valori nutrizionali (per porzione):** Calorie: 300 kcal, Proteine: 20g, Carboidrati: 8g, Grassi: 22g, Fibre: 5g, Zuccheri: 3g

Moussaka Chetogenica

- **Tempo di preparazione:** 50 minuti
- **Ingredienti:** 2 melanzane, 300g di carne macinata, 1 tazza di passata di pomodoro, 1 cipolla tritata, 2 spicchi d'aglio, 200g di formaggio grattugiato, olio d'oliva, sale, pepe, noce moscata.
- **Dosi:** 4
- **Metodo di cottura:** Forno
- **Procedura:** 1. Tagliare le melanzane e grigliarle. 2. Soffriggere cipolla, aglio e carne, aggiungere pomodoro. 3. In una teglia, alternare strati di melanzane, carne e formaggio. 4. Cuocere in forno a 180°C per 30 minuti.
- **Valori nutrizionali (per porzione):** Calorie: 420 kcal, Proteine: 30g, Carboidrati: 12g, Grassi: 30g, Fibre: 6g, Zuccheri: 6g

Capitolo 9: Festività e Celebrazioni Chetogeniche

9.1. Ricette per Occasioni Festive

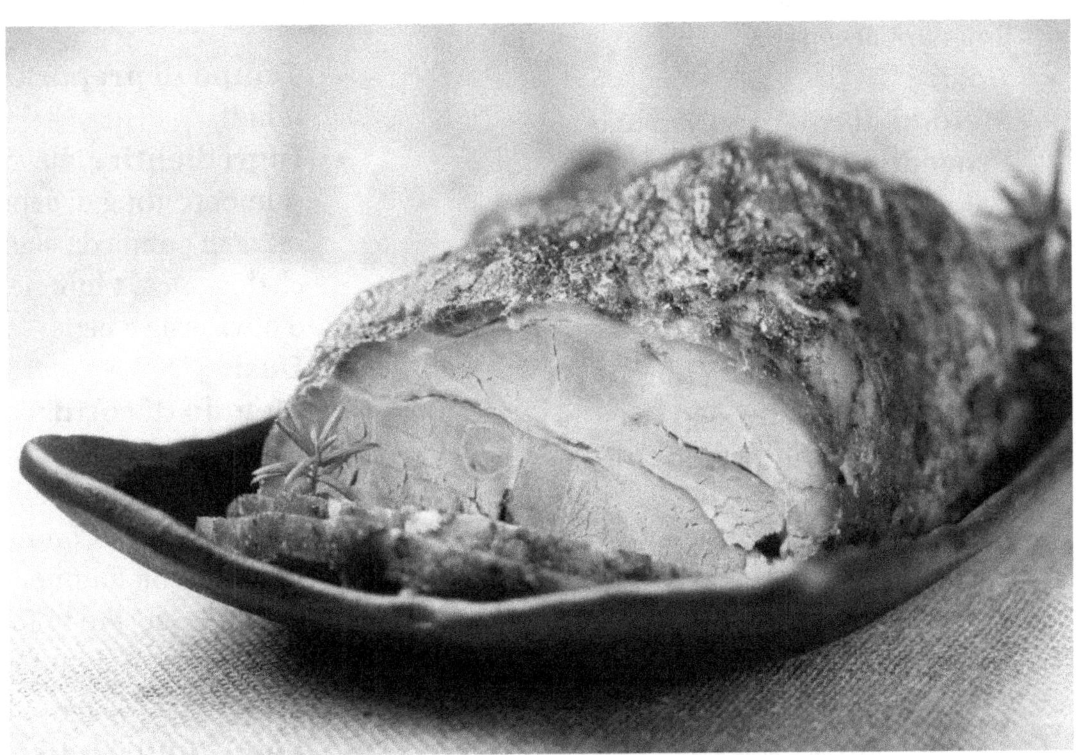

Arista di Maiale alle Erbe Aromatiche

- **Tempo di preparazione:** 60 minuti
- **Ingredienti:** 1 kg di arista di maiale, 2 cucchiai di rosmarino tritato, 2 cucchiai di timo, 4 spicchi d'aglio, 2 cucchiai di olio extravergine d'oliva, sale e pepe nero.
- **Dosi:** 6
- **Metodo di cottura:** Arrosto
- **Procedura:** 1. Pre-riscaldare il forno a 180°C. 2. Mescolare erbe, aglio, olio, sale e pepe, e strofinare sull'arista. 3. Cuocere in forno per 50 minuti. 4. Lasciar riposare prima di affettare.
- **Valori nutrizionali (per porzione):** Calorie: 310 kcal, Proteine: 45g, Carboidrati: 1g, Grassi: 14g, Fibre: 0.5g, Zuccheri: 0g

Insalata Festiva con Avocado e Gamberi

- **Tempo di preparazione:** 20 minuti
- **Ingredienti:** 200g di gamberi cotti, 2 avocado, 1 cespo di lattuga, 1/4 di tazza di noci pecan, dressing a base di olio e limone, sale e pepe.
- **Dosi:** 4
- **Metodo di cottura:** Nessuno
- **Procedura:** 1. Tagliare avocado e lattuga. 2. Combinare con gamberi e noci pecan. 3. Condire con dressing, sale e pepe.
- **Valori nutrizionali (per porzione):** Calorie: 250 kcal, Proteine: 15g, Carboidrati: 10g, Grassi: 18g, Fibre: 7g, Zuccheri: 2g

Ratatouille Chetogenica

- **Tempo di preparazione:** 40 minuti
- **Ingredienti:** 1 melanzana, 2 zucchine, 1 peperone rosso, 2 pomodori, 1 cipolla, 3 spicchi d'aglio, erbe di Provenza, olio d'oliva, sale e pepe.
- **Dosi:** 4
- **Metodo di cottura:** Stufato
- **Procedura:** 1. Tagliare tutte le verdure. 2. Soffriggere cipolla e aglio, poi aggiungere le altre verdure. 3. Cuocere a fuoco lento con erbe, sale e pepe.

- **Valori nutrizionali (per porzione):** Calorie: 120 kcal, Proteine: 3g, Carboidrati: 15g, Grassi: 6g, Fibre: 5g, Zuccheri: 9g

Salmone al Forno con Crema di Asparagi

- **Tempo di preparazione:** 30 minuti
- **Ingredienti:** 4 filetti di salmone, 300g di asparagi, 1/2 tazza di panna da cucina chetogenica, 1 limone, olio d'oliva, sale e pepe.
- **Dosi:** 4
- **Metodo di cottura:** Al forno
- **Procedura:** 1. Cuocere asparagi e frullarli con panna e condimenti. 2. Condire salmone con limone, sale e pepe. 3. Cuocere in forno a 200°C per 20 minuti. Servire con crema di asparagi.
- **Valori nutrizionali (per porzione):** Calorie: 350 kcal, Proteine: 25g, Carboidrati: 5g, Grassi: 26g, Fibre: 2g, Zuccheri: 2g

Roast Beef Chetogenico con Salsa di Senape

- **Tempo di preparazione:** 70 minuti
- **Ingredienti:** 1 kg di roast beef, 2 cucchiai di senape, 1 cucchiaio di erbe miste, 1/4 tazza di panna da cucina chetogenica, sale e pepe.
- **Dosi:** 6

- **Metodo di cottura:** Arrosto
- **Procedura:** 1. Strofinare la carne con senape, erbe, sale e pepe. 2. Cuocere in forno a 180°C per 60 minuti. 3. Preparare una salsa mescolando panna e senape. Servire affettato con salsa.
- **Valori nutrizionali (per porzione):** Calorie: 400 kcal, Proteine: 60g, Carboidrati: 1g, Grassi: 17g, Fibre: 0g, Zuccheri: 0g

Torta Chetogenica al Cioccolato e Nocciole

- **Tempo di preparazione:** 45 minuti
- **Ingredienti:** 200g di cioccolato fondente, 100g di burro, 4 uova, 1/2 tazza di farina di nocciole, dolcificante chetogenico, 1/2 cucchiaino di lievito in polvere.
- **Dosi:** 8
- **Metodo di cottura:** Forno
- **Procedura:** 1. Sciogliere cioccolato e burro. 2. Sbattere uova con dolcificante, aggiungere cioccolato fuso, farina di nocciole e lievito. 3. Cuocere in forno a 175°C per 30 minuti.
- **Valori nutrizionali (per porzione):** Calorie: 280 kcal, Proteine: 6g, Carboidrati: 8g, Grassi: 25g, Fibre: 3g, Zuccheri: 1g

9.2. Cene Chetogeniche Romantice

Antipasto: Tartare di Avocado e Salmone

- **Tempo di preparazione:** 20 minuti
- **Ingredienti:** 1 avocado maturo, 100g di salmone affumicato, succo di 1 lime, 1 cucchiaio di cipolla rossa tritata, 1 cucchiaio di coriandolo fresco, sale e pepe.
- **Dosi:** 2
- **Metodo di cottura:** Nessuno

- **Procedura:** 1. Tagliare avocado e salmone a cubetti. 2. Mescolare con lime, cipolla, coriandolo, sale e pepe. 3. Servire freddo.
- **Valori nutrizionali (per porzione):** Calorie: 180 kcal, Proteine: 12g, Carboidrati: 8g, Grassi: 12g, Fibre: 4g, Zuccheri: 1g

Primo Piatto: Zuppa Cremosa di Funghi

- **Tempo di preparazione:** 30 minuti
- **Ingredienti:** 200g di funghi misti, 1 cipolla piccola, 2 tazze di brodo vegetale, 1/2 tazza di panna da cucina chetogenica, 2 cucchiai di olio d'oliva, sale e pepe.
- **Dosi:** 2
- **Metodo di cottura:** Bollitura
- **Procedura:** 1. Soffriggere cipolla e funghi nell'olio. 2. Aggiungere brodo e cuocere per 20 minuti. 3. Frullare fino a ottenere una crema. 4. Aggiungere panna, sale e pepe.
- **Valori nutrizionali (per porzione):** Calorie: 210 kcal, Proteine: 5g, Carboidrati: 8g, Grassi: 18g, Fibre: 2g, Zuccheri: 4g

Secondo Piatto: Filetto di Manzo con Salsa al Gorgonzola

- **Tempo di preparazione:** 40 minuti
- **Ingredienti:** 2 filetti di manzo, 50g di gorgonzola, 1/4 tazza di panna da cucina chetogenica, 1 cucchiaio di burro, sale e pepe.
- **Dosi:** 2
- **Metodo di cottura:** Grigliata
- **Procedura:** 1. Grigliare i filetti al punto desiderato. 2. Sciogliere gorgonzola e panna in una padella. 3. Servire la carne con la salsa di formaggio.
- **Valori nutrizionali (per porzione):** Calorie: 480 kcal, Proteine: 38g, Carboidrati: 2g, Grassi: 36g, Fibre: 0g, Zuccheri: 1g

Contorno: Insalata di Rucola e Parmigiano

- **Tempo di preparazione:** 10 minuti
- **Ingredienti:** 2 tazze di rucola, scaglie di parmigiano, 2 cucchiai di olio extravergine d'oliva, succo di 1/2 limone, sale e pepe.
- **Dosi:** 2
- **Metodo di cottura:** Nessuno
- **Procedura:** 1. Mescolare rucola, scaglie di parmigiano, olio, limone, sale e pepe.

- **Valori nutrizionali (per porzione):** Calorie: 150 kcal, Proteine: 5g, Carboidrati: 3g, Grassi: 13g, Fibre: 1g, Zuccheri: 1g

Dessert: Mousse al Cioccolato Fondente

- **Tempo di preparazione:** 15 minuti
- **Ingredienti:** 100g di cioccolato fondente, 1 tazza di panna montata chetogenica, dolcificante a piacere.
- **Dosi:** 2
- **Metodo di cottura:** Nessuno
- **Procedura:** 1. Sciogliere il cioccolato. 2. Mescolare delicatamente con la panna montata e il dolcificante.
- **Valori nutrizionali (per porzione):** Calorie: 350 kcal, Proteine: 4g, Carboidrati: 8g, Grassi: 30g, Fibre: 2g, Zuccheri: 5g

Bevanda: Infuso di Zenzero e Limone

- **Tempo di preparazione:** 10 minuti
- **Ingredienti:** 1 pezzo di radice di zenzero, succo di 1 limone, dolcificante a piacere, acqua calda.
- **Dosi:** 2
- **Metodo di cottura:** Infusione
- **Procedura:** 1. Tagliare lo zenzero a fettine. 2. Versare acqua calda, aggiungere zenzero, limone e dolcificante.
- **Valori nutrizionali (per porzione):** Calorie: 10 kcal, Proteine: 0g, Carboidrati: 2g, Grassi: 0g, Fibre: 0g, Zuccheri: 1g

9.3. Riunioni e Feste: Chetogenica per Tutti

Mini-Quiche di Spinaci e Feta

- **Tempo di preparazione:** 30 minuti
- **Ingredienti:** 100g di spinaci tritati, 50g di feta sbriciolata, 2 uova, 100ml di panna, 1/2 cucchiaino di noce moscata, impasto chetogenico per quiche.
- **Dosi:** 12 mini-quiche
- **Metodo di cottura:** Forno
- **Procedura:** 1. Preparare l'impasto e dividerlo nelle formine. 2. Mescolare spinaci, feta, uova, panna e noce moscata. 3. Riempire le formine e cuocere per 20 minuti.

- **Valori nutrizionali (per porzione):** Calorie: 80 kcal, Proteine: 4g, Carboidrati: 2g, Grassi: 6g, Fibre: 1g, Zuccheri: 1g

Spiedini di Pollo e Peperoni

- **Tempo di preparazione:** 45 minuti
- **Ingredienti:** 200g di petto di pollo, 1 peperone rosso, marinatura chetogenica a piacere.
- **Dosi:** 10 spiedini
- **Metodo di cottura:** Griglia o forno
- **Procedura:** 1. Tagliare pollo e peperoni a cubetti. 2. Marinare il pollo. 3. Infilzare alternando pollo e peperoni. 4. Cuocere fino a doratura.
- **Valori nutrizionali (per porzione):** Calorie: 50 kcal, Proteine: 6g, Carboidrati: 2g, Grassi: 2g, Fibre: 1g, Zuccheri: 1g

Insalata Caprese con Mozzarella di Bufala

- **Tempo di preparazione:** 15 minuti
- **Ingredienti:** 2 pomodori maturi, 125g di mozzarella di bufala, basilico fresco, olio extravergine d'oliva, sale e pepe.
- **Dosi:** 4
- **Metodo di cottura:** Nessuno

- **Procedura:** 1. Tagliare pomodori e mozzarella a fette. 2. Disporre a strati alternati. 3. Condire con olio, sale, pepe e basilico.
- **Valori nutrizionali (per porzione):** Calorie: 120 kcal, Proteine: 8g, Carboidrati: 3g, Grassi: 9g, Fibre: 1g, Zuccheri: 2g

Gamberi Avvolti nel Bacon

- **Tempo di preparazione:** 20 minuti
- **Ingredienti:** 12 gamberi sgusciati, 6 fette di bacon, pepe nero.
- **Dosi:** 12 pezzi
- **Metodo di cottura:** Griglia o forno
- **Procedura:** 1. Avvolgere ciascun gambero in mezza fetta di bacon. 2. Condire con pepe. 3. Cuocere fino alla croccantezza desiderata.
- **Valori nutrizionali (per porzione):** Calorie: 70 kcal, Proteine: 5g, Carboidrati: 0g, Grassi: 6g, Fibre: 0g, Zuccheri: 0g

Tartine al Salmone Affumicato

- **Tempo di preparazione:** 15 minuti
- **Ingredienti:** 100g di salmone affumicato, crema di formaggio chetogenica, cetrioli, pane chetogenico tostato.
- **Dosi:** 12 tartine

- **Metodo di cottura:** Nessuno
- **Procedura:** 1. Spalmare la crema di formaggio sul pane. 2. Aggiungere una fetta di salmone e cetriolo. 3. Servire fresco.
- **Valori nutrizionali (per porzione):** Calorie: 50 kcal, Proteine: 4g, Carboidrati: 1g, Grassi: 3g, Fibre: 0g, Zuccheri: 0g

Crostini con Crema di Avocado

- **Tempo di preparazione:** 20 minuti
- **Ingredienti:** 2 avocado maturi, succo di 1 lime, sale, pepe, pane chetogenico tostato.
- **Dosi:** 12 crostini
- **Metodo di cottura:** Nessuno
- **Procedura:** 1. Schiacciare gli avocado. 2. Aggiungere lime, sale, pepe. 3. Spalmare sui crostini.
- **Valori nutrizionali (per porzione):** Calorie: 60 kcal, Proteine: 1g, Carboidrati: 2g, Grassi: 5g, Fibre: 2g, Zuccheri: 0g

Capitolo 10: Dessert Chetogenici per i Golosi

10.1. Dolci Innovativi e Soddisfacenti

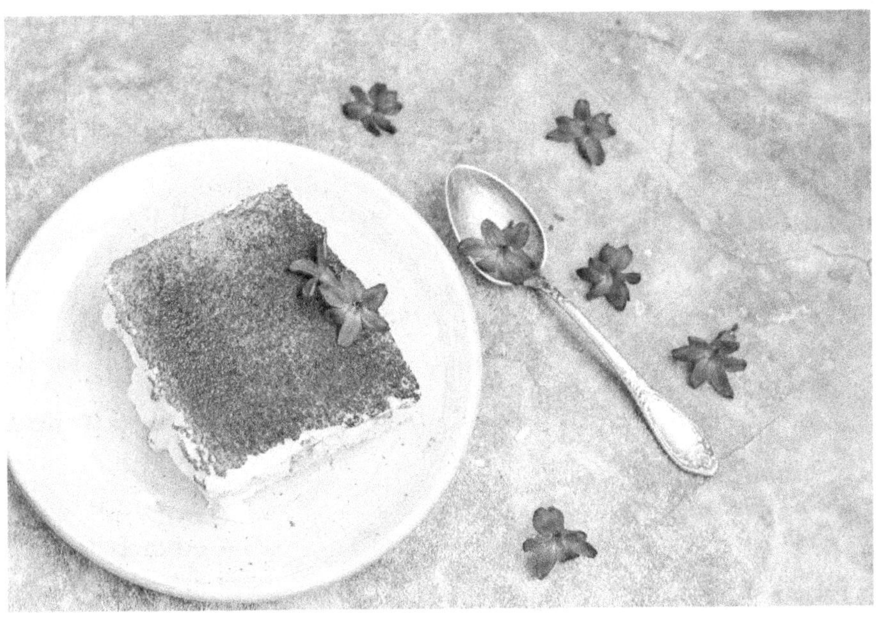

Tiramisù Chetogenico

- **Tempo di preparazione:** 30 minuti
- **Ingredienti:** 200g di mascarpone, 2 uova, 50g di eritritolo, 100ml di caffè forte, cacao in polvere per guarnire, savoiardi chetogenici.
- **Dosi:** 4
- **Metodo di cottura:** Nessuno
- **Procedura:** 1. Separare i tuorli dagli albumi. 2. Montare i tuorli con eritritolo, poi aggiungere il mascarpone. 3. Montare gli albumi a neve. 4. Combinare delicatamente tuorli e albumi. 5. Inzuppare i savoiardi nel caffè e disporli in una teglia. 6. Coprire con la crema e ripetere i strati. 7. Spolverare con cacao.
- **Valori nutrizionali (per porzione):** Calorie: 300 kcal, Proteine: 6g, Carboidrati: 4g, Grassi: 28g, Fibre: 1g, Zuccheri: 1g

Cheesecake ai Frutti di Bosco

- **Tempo di preparazione:** 1 ora
- **Ingredienti:** 200g di formaggio cremoso, 100g di eritritolo, 200g di frutti di bosco misti, base di cheesecake chetogenica.
- **Dosi:** 6
- **Metodo di cottura:** Forno
- **Procedura:** 1. Preparare la base e cuocere per 10 minuti. 2. Mescolare il formaggio cremoso con eritritolo. 3. Versare sulla base e cuocere per 40 minuti. 4. Raffreddare e guarnire con frutti di bosco.
- **Valori nutrizionali (per porzione):** Calorie: 220 kcal, Proteine: 5g, Carboidrati: 6g, Grassi: 20g, Fibre: 2g, Zuccheri: 3g

Mousse al Cioccolato e Avocado

- **Tempo di preparazione:** 15 minuti
- **Ingredienti:** 2 avocado maturi, 50g di cacao in polvere, 50ml di latte di cocco, eritritolo a piacere.
- **Dosi:** 4
- **Metodo di cottura:** Nessuno
- **Procedura:** 1. Frullare gli avocado con cacao, latte di cocco ed eritritolo. 2. Servire freddo.

- **Valori nutrizionali (per porzione):** Calorie: 200 kcal, Proteine: 3g, Carboidrati: 10g, Grassi: 17g, Fibre: 6g, Zuccheri: 1g

Panna Cotta alla Vaniglia

- **Tempo di preparazione:** 4 ore (incluso il tempo di raffreddamento)
- **Ingredienti:** 500ml di panna, 1 bacca di vaniglia, 2 fogli di gelatina, eritritolo a piacere.
- **Dosi:** 6
- **Metodo di cottura:** Fornello
- **Procedura:** 1. Ammollare la gelatina in acqua fredda. 2. Scaldare la panna con vaniglia ed eritritolo. 3. Aggiungere la gelatina sciolta. 4. Versare in stampini e raffreddare per 4 ore.
- **Valori nutrizionali (per porzione):** Calorie: 300 kcal, Proteine: 2g, Carboidrati: 3g, Grassi: 30g, Fibre: 0g, Zuccheri: 2g

Brownies al Cioccolato Fondente

- **Tempo di preparazione:** 40 minuti
- **Ingredienti:** 100g di cioccolato fondente chetogenico, 3 uova, 50g di burro, 50g di eritritolo, 30g di farina di cocco.
- **Dosi:** 8
- **Metodo di cottura:** Forno

- **Procedura:** 1. Sciogliere cioccolato e burro. 2. Aggiungere uova ed eritritolo. 3. Unire la farina di cocco. 4. Cuocere in forno a 180°C per 20 minuti.
- **Valori nutrizionali (per porzione):** Calorie: 180 kcal, Proteine: 4g, Carboidrati: 5g, Grassi: 16g, Fibre: 3g, Zuccheri: 1g

Gelato al Burro di Arachidi

- **Tempo di preparazione:** 2 ore
- **Ingredienti:** 200ml di panna, 100g di burro di arachidi senza zuccheri aggiunti, eritritolo a piacere.
- **Dosi:** 4
- **Metodo di cottura:** Nessuno
- **Procedura:** 1. Montare la panna con eritritolo. 2. Aggiungere il burro di arachidi. 3. Congelare per 2 ore, mescolando ogni 30 minuti.
- **Valori nutrizionali (per porzione):** Calorie: 300 kcal, Proteine: 6g, Carboidrati: 5g, Grassi: 28g, Fibre: 2g, Zuccheri: 2g

10.2. Piccole Tentazioni Chetogeniche

Truffles al Cioccolato e Nocciole

- **Tempo di preparazione:** 30 minuti
- **Ingredienti:** 100g di cioccolato fondente chetogenico, 50g di nocciole tritate, 2 cucchiai di panna.
- **Dosi:** 12 truffles
- **Metodo di cottura:** Nessuno
- **Procedura:** 1. Sciogliere il cioccolato a bagnomaria. 2. Aggiungere panna e nocciole. 3. Raffreddare e formare palline. 4. Riporre in frigo.
- **Valori nutrizionali (per porzione):** Calorie: 80 kcal, Proteine: 2g, Carboidrati: 3g, Grassi: 7g, Fibre: 1g, Zuccheri: 1g

Mini Cheesecake ai Lamponi

- **Tempo di preparazione:** 1 ora
- **Ingredienti:** 100g di formaggio cremoso, 50g di eritritolo, 30g di lamponi, base di cheesecake chetogenica.
- **Dosi:** 6 mini cheesecakes
- **Metodo di cottura:** Forno

- **Procedura:** 1. Preparare la base e cuocere per 10 minuti. 2. Mescolare formaggio cremoso con eritritolo. 3. Aggiungere lamponi. 4. Versare sulle basi e cuocere per 15 minuti.
- **Valori nutrizionali (per porzione):** Calorie: 120 kcal, Proteine: 3g, Carboidrati: 4g, Grassi: 10g, Fibre: 1g, Zuccheri: 2g

Biscotti al Burro di Arachidi

- **Tempo di preparazione:** 20 minuti
- **Ingredienti:** 100g di burro di arachidi senza zuccheri, 50g di eritritolo, 1 uovo.
- **Dosi:** 10 biscotti
- **Metodo di cottura:** Forno
- **Procedura:** 1. Mescolare burro di arachidi, eritritolo e uovo. 2. Formare biscotti e cuocere a 180°C per 10 minuti.
- **Valori nutrizionali (per porzione):** Calorie: 90 kcal, Proteine: 4g, Carboidrati: 2g, Grassi: 8g, Fibre: 1g, Zuccheri: 1g

Muffin al Cocco e Limone

- **Tempo di preparazione:** 30 minuti
- **Ingredienti:** 100g di farina di cocco, 50g di eritritolo, 2 uova, succo e scorza di 1 limone.
- **Dosi:** 6 muffins
- **Metodo di cottura:** Forno
- **Procedura:** 1. Mescolare farina di cocco, eritritolo, uova, succo e scorza di limone. 2. Versare in stampi da muffin e cuocere a 180°C per 20 minuti.
- **Valori nutrizionali (per porzione):** Calorie: 100 kcal, Proteine: 3g, Carboidrati: 4g, Grassi: 8g, Fibre: 2g, Zuccheri: 1g

Praline al Cioccolato e Avocado

- **Tempo di preparazione:** 1 ora
- **Ingredienti:** 1 avocado maturo, 50g di cacao in polvere, 30g di eritritolo, copertura di cioccolato fondente chetogenico.
- **Dosi:** 12 praline
- **Metodo di cottura:** Nessuno
- **Procedura:** 1. Frullare avocado, cacao e eritritolo. 2. Formare palline e congelare. 3. Ricoprire con cioccolato fuso.
- **Valori nutrizionali (per porzione):** Calorie: 60 kcal, Proteine: 1g, Carboidrati: 4g, Grassi: 5g, Fibre: 2g, Zuccheri: 1g

Tartufini al Caffè e Noci

- **Tempo di preparazione:** 40 minuti
- **Ingredienti:** 50g di noci tritate, 30g di eritritolo, 2 cucchiai di caffè forte, 50g di cioccolato fondente chetogenico.
- **Dosi:** 10 tartufini
- **Metodo di cottura:** Nessuno
- **Procedura:** 1. Mescolare noci, eritritolo e caffè. 2. Formare palline. 3. Ricoprire con cioccolato fuso. 4. Raffreddare in frigo.
- **Valori nutrizionali (per porzione):** Calorie: 70 kcal, Proteine: 2g, Carboidrati: 3g, Grassi: 6g, Fibre: 1g, Zuccheri: 1g

10.3. Gelati e Sorbetti Chetogenici

Gelato Chetogenico al Cocco e Vaniglia

- **Tempo di preparazione:** 45 minuti
- **Ingredienti:** 400ml di latte di cocco, 2 cucchiai di estratto di vaniglia, 4 cucchiai di eritritolo, pizzico di sale.
- **Dosi:** 4
- **Metodo di cottura:** Nessuno
- **Procedura:** 1. Mescolare latte di cocco, vaniglia, eritritolo e sale. 2. Versare nella gelatiera. 3. Seguire istruzioni della gelatiera.
- **Valori nutrizionali (per porzione):** Calorie: 180 kcal, Proteine: 2g, Carboidrati: 4g, Grassi: 18g, Fibre: 1g, Zuccheri: 1g

Sorbetto al Limone Chetogenico

- **Tempo di preparazione:** 40 minuti
- **Ingredienti:** Succo di 4 limoni, 3 cucchiai di eritritolo, 250ml di acqua.
- **Dosi:** 4
- **Metodo di cottura:** Nessuno
- **Procedura:** 1. Sciogliere eritritolo in acqua. 2. Aggiungere succo di limone. 3. Congelare in contenitore. 4. Mescolare ogni 10 minuti.
- **Valori nutrizionali (per porzione):** Calorie: 10 kcal, Proteine: 0g, Carboidrati: 3g, Grassi: 0g, Fibre: 0g, Zuccheri: 2g

Gelato Chetogenico al Cioccolato Fondente

- **Tempo di preparazione:** 50 minuti
- **Ingredienti:** 100g di cioccolato fondente chetogenico, 300ml di panna, 3 cucchiai di cacao in polvere, 4 cucchiai di eritritolo.
- **Dosi:** 6
- **Metodo di cottura:** Nessuno
- **Procedura:** 1. Sciogliere cioccolato in panna calda. 2. Aggiungere cacao e eritritolo. 3. Versare nella gelatiera.
- **Valori nutrizionali (per porzione):** Calorie: 200 kcal, Proteine: 3g, Carboidrati: 5g, Grassi: 19g, Fibre: 2g, Zuccheri: 1g

Gelato alla Fragola Chetogenico

- **Tempo di preparazione:** 1 ora
- **Ingredienti:** 200g di fragole, 250ml di panna, 4 cucchiai di eritritolo.
- **Dosi:** 4
- **Metodo di cottura:** Nessuno
- **Procedura:** 1. Frullare fragole con eritritolo. 2. Mescolare con panna. 3. Versare nella gelatiera.
- **Valori nutrizionali (per porzione):** Calorie: 150 kcal, Proteine: 1g, Carboidrati: 6g, Grassi: 14g, Fibre: 1g, Zuccheri: 4g

Sorbetto al Mango Chetogenico

- **Tempo di preparazione:** 40 minuti
- **Ingredienti:** 1 mango maturo, 3 cucchiai di eritritolo, succo di 1 lime.
- **Dosi:** 4
- **Metodo di cottura:** Nessuno
- **Procedura:** 1. Frullare mango con eritritolo e succo di lime. 2. Congelare in contenitore. 3. Mescolare ogni 10 minuti.
- **Valori nutrizionali (per porzione):** Calorie: 80 kcal, Proteine: 1g, Carboidrati: 9g, Grassi: 0g, Fibre: 1g, Zuccheri: 8g

Gelato alla Nocciola Chetogenico

- **Tempo di preparazione:** 45 minuti
- **Ingredienti:** 100g di nocciole tostate, 300ml di panna, 3 cucchiai di eritritolo.
- **Dosi:** 4
- **Metodo di cottura:** Nessuno
- **Procedura:** 1. Macinare nocciole finemente. 2. Mescolare con panna e eritritolo. 3. Versare nella gelatiera.
- **Valori nutrizionali (per porzione):** Calorie: 220 kcal, Proteine: 4g, Carboidrati: 5g, Grassi: 21g, Fibre: 2g, Zuccheri: 2g

Capitolo 11: Superare le Sfide Chetogeniche

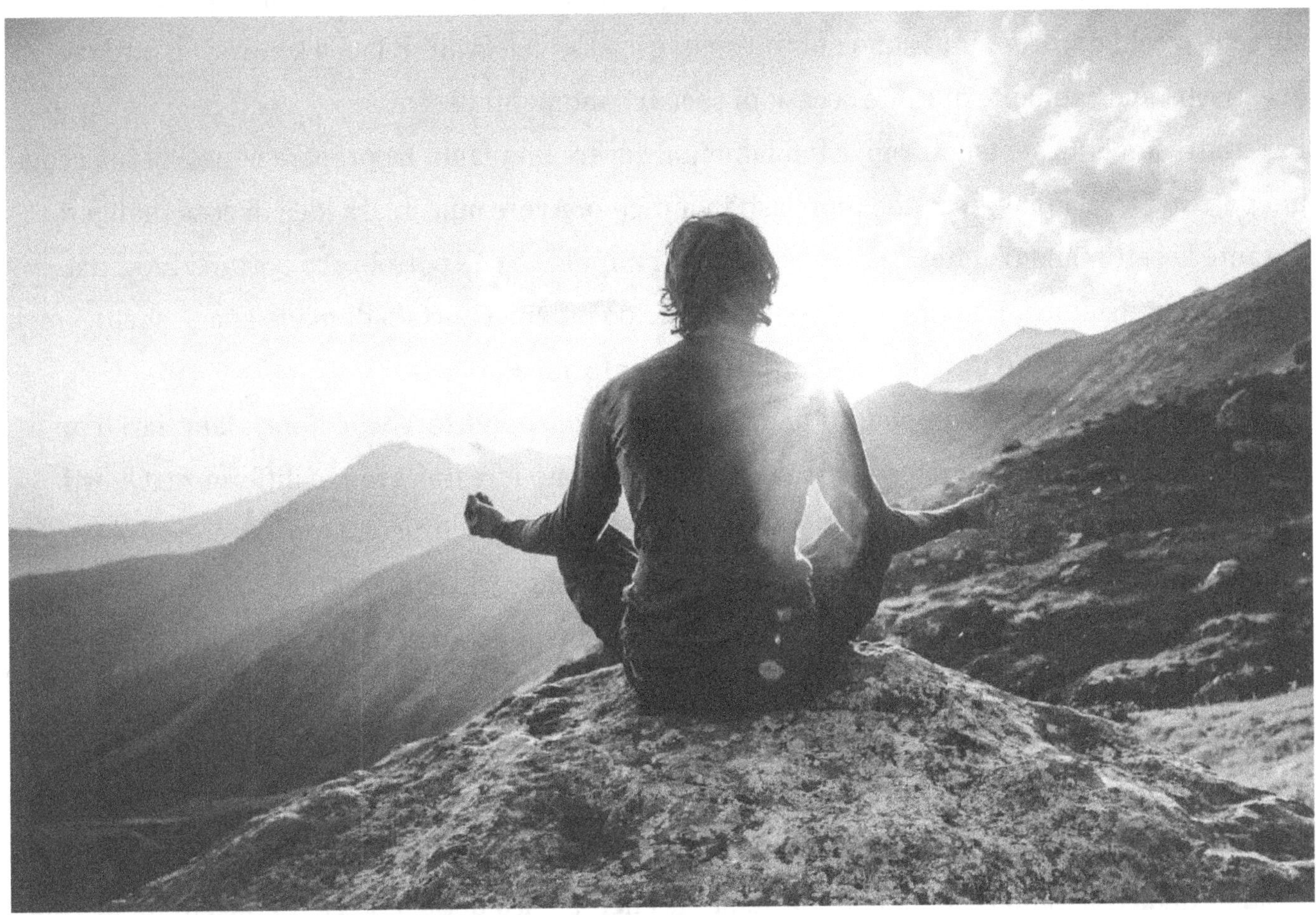

11.1. Strategie per Gestire Ostacoli e Tentazioni

Navigare attraverso la dieta chetogenica può spesso essere come navigare in un mare agitato di tentazioni e ostacoli. Questa metafora non è lontana dalla realtà per molti che decidono di intraprendere questo viaggio verso una vita più salutare e consapevole. Il percorso chetogenico, pur essendo estremamente efficace e trasformativo, presenta le sue sfide uniche. Questo capitolo si dedica a esplorare e fornire strategie concrete e pratiche per superare queste sfide, in modo da poter rimanere fedeli al vostro percorso senza sentirvi sopraffatti.

Il primo passo per affrontare con successo le sfide è riconoscere e accettare che esse sono una parte inevitabile di qualsiasi cambiamento significativo nello stile di vita. La dieta chetogenica non fa eccezione. Uno degli ostacoli più comuni è la tentazione. Viviamo in un mondo dove gli alimenti ricchi di carboidrati sono onnipresenti e spesso celebrati. È facile sentirsi attratti da questi cibi, specialmente durante occasioni sociali o momenti di stress.

Per contrastare queste tentazioni, è fondamentale avere un piano. La preparazione è la tua arma più potente. Inizia pianificando i tuoi pasti in anticipo. Avere una chiara idea di cosa mangerai durante la settimana ti aiuterà a evitare decisioni impulsive che potrebbero portarti fuori dal percorso chetogenico. Prepara i tuoi pasti in anticipo o tieni a portata di mano snack chetogenici, così sarai meno tentato di cedere a spuntini non conformi alla dieta.

Un'altra strategia vitale è circondarti di una comunità di supporto. Avere amici, familiari o un gruppo online che comprende e sostiene il tuo viaggio può fare una grande differenza. Questi alleati non solo offrono un orecchio ascoltatore nei momenti di difficoltà, ma possono anche condividere consigli e ricette, rendendo il tuo percorso più vario e interessante. Inoltre, sentire le storie di successo di altre persone può essere una potente fonte di motivazione.

Tuttavia, ci saranno momenti in cui potresti cedere alle tentazioni. È importante non essere troppo duri con se stessi. La perfezione non è l'obiettivo; piuttosto, lo è la coerenza. Se devi assolutamente cedere a una tentazione, cerca di farlo in modo controllato. Ad esempio, se desideri qualcosa di dolce, opta per una versione chetogenica di quel dolce. In questo modo, puoi soddisfare la tua voglia senza compromettere i tuoi progressi.

Un altro ostacolo comune è la gestione delle situazioni sociali. Partecipare a eventi sociali, cene fuori o vacanze può presentare sfide uniche quando si segue una dieta chetogenica. Comunica in anticipo le tue esigenze dietetiche quando possibile. Quando mangi fuori, non esitare a chiedere modifiche ai piatti per renderli cheto-compatibili. E ricorda, è perfettamente accettabile rifiutare cibi non adatti alla tua dieta. La tua salute e il tuo benessere sono la priorità.

Per affrontare la tentazione e mantenere la motivazione, è anche utile stabilire obiettivi chiari e raggiungibili. Questi obiettivi non dovrebbero essere limitati alla perdita di peso. Potrebbero riguardare il miglioramento della salute generale, l'aumento dei livelli di energia o il raggiungimento di un nuovo livello di fitness. Celebrare ogni piccolo successo lungo il percorso può fornire una spinta morale significativa e rinforzare la tua determinazione.

Inoltre, è cruciale ascoltare il tuo corpo. La dieta chetogenica è potente, ma non è adatta a tutti. Se senti che non sta funzionando per te, o se stai sperimentando effetti collaterali negativi, non esitare a consultare un professionista della salute. Potrebbero essere necessari aggiustamenti alla tua dieta o potresti scoprire che un approccio diverso funziona meglio per te.

Infine, non sottovalutare il potere della mindfulness e della meditazione. Queste pratiche possono aiutarti a rimanere focalizzato sulle tue motivazioni per seguire la dieta chetogenica e a gestire lo stress, che è spesso un catalizzatore per le scelte alimentari scadenti. La consapevolezza ti aiuta a distinguere tra fame fisica e fame emotiva, permettendoti di fare scelte alimentari consapevoli e salutari.

Ricorda, la dieta chetogenica è più di una semplice perdita di peso; è un viaggio verso una salute migliore e una maggiore consapevolezza di ciò che metti nel tuo corpo. Affrontare gli ostacoli e le tentazioni con strategie ben pianificate, un atteggiamento di apertura e un solido sistema di supporto ti aiuterà a navigare in questo percorso con successo e soddisfazione.

11.2. Consigli per Adattare la Chetogenica alla Vita Sociale

Intraprendere un percorso chetogenico può spesso sentirsi come navigare in acque sconosciute, specialmente quando si tratta di integrarlo nella propria vita sociale. La sfida di mantenere uno stile di vita chetogenico non si limita solo alla cucina di casa, ma si estende alle interazioni sociali, agli eventi, alle feste e alle uscite con gli amici. Tuttavia, con la giusta mentalità e alcune strategie pratiche, è possibile vivere pienamente la vita sociale senza deviare dal proprio percorso chetogenico.

La dieta chetogenica, con il suo focus sulla riduzione dei carboidrati e l'incremento di grassi e proteine, può sembrare inizialmente incompatibile con la vita sociale. Spesso, infatti, gli eventi sociali sono centrati intorno al cibo e alle bevande, e i menù possono non essere sempre adatti a chi segue una dieta chetogenica. Ma non temere, con alcuni accorgimenti, potrai goderti la compagnia di amici e familiari senza compromettere la tua dieta.

Prima di tutto, è fondamentale pianificare in anticipo. Se sai che parteciperai a un evento, informa l'ospite della tua dieta. Molti saranno felici di accomodare le tue esigenze o, almeno, non avranno problemi se porterai qualcosa di adatto a te. Se stai andando a un ristorante, dai un'occhiata al menù online in anticipo per trovare opzioni compatibili con la tua dieta. Non esitare a chiedere modifiche al tuo piatto; la maggior parte dei ristoranti sarà disposta ad adattare i loro piatti alle tue esigenze dietetiche.

Quando frequenti eventi sociali, porta con te degli snack chetogenici. Questo ti aiuterà a evitare la tentazione di cibi non adatti e ti permetterà di goderti la serata senza preoccupazioni. Gli snack possono variare da noci e semi a verdure tagliate con un delizioso dip a base di crema di formaggio. In alternativa, offriti di portare un piatto che tutti possano gustare e che sia adatto anche alla tua dieta.

Essere sociali non significa solo partecipare a eventi con cibo. Puoi proporre attività alternative che non siano incentrate sul cibo, come passeggiate, escursioni, partite di bowling o serate cinema. Questo ti permetterà di goderti la compagnia dei tuoi amici in un ambiente meno centrato sul cibo e le bevande.

Un altro aspetto importante da considerare è il consumo di alcol. Molti alcolici sono ricchi di zuccheri e carboidrati, il che può essere problematico per chi segue una dieta chetogenica. Se scegli di bere, opta per alcolici a basso contenuto di carboidrati come il vino secco, la vodka o il whisky. Assicurati di consumare alcol con moderazione, poiché può influenzare la tua capacità di rimanere in chetosi.

È anche importante imparare a gestire le pressioni sociali. A volte, amici e familiari potrebbero non capire o supportare la tua scelta di seguire una dieta chetogenica. In questi casi, è utile avere una risposta pronta sul perché hai scelto questo stile di vita e come ti sta beneficiando. Tuttavia, ricorda che non devi giustificare le tue scelte alimentari a nessuno.

Infine, sii flessibile. Se un'occasione speciale richiede di deviare leggermente dalla tua dieta, non essere troppo duro con te stesso. La chiave è tornare subito al tuo piano alimentare chetogenico non appena possibile. La flessibilità e il perdono di sé sono cruciali per mantenere un approccio sano verso il cibo e il proprio benessere generale.

Ricorda, seguire una dieta chetogenica non significa isolarsi socialmente. Con la giusta pianificazione e mentalità, è possibile godersi una vita sociale piena e attiva, pur rimanendo fedeli al proprio percorso alimentare. La chiave è l'equilibrio, la pianificazione e la flessibilità, che ti permetteranno di goderti ogni momento con gli amici e la famiglia senza compromettere il tuo impegno verso uno stile di vita chetogenico.

11.3. Rimedi per Rimanere Motivati

Intraprendere un percorso chetogenico può essere tanto gratificante quanto impegnativo. È un viaggio che richiede dedizione, impegno e, soprattutto, motivazione. Mantenere la motivazione può essere una sfida, specialmente quando si affrontano ostacoli come tentazioni alimentari, rallentamenti nel progresso o mancanza di sostegno sociale. Tuttavia, con i giusti approcci e strategie, è possibile non solo rimanere motivati ma anche trarre piacere e soddisfazione da questo stile di vita.

La chiave per rimanere motivati nella dieta chetogenica è comprendere che si tratta di un percorso di trasformazione personale, non solo una semplice dieta. Questo approccio richiede un cambiamento di mentalità. Non è solo un modo di mangiare, ma un nuovo modo di vivere. Accettare questo cambiamento e abbracciare il viaggio è il primo passo verso una motivazione duratura.

Uno dei modi più efficaci per mantenere la motivazione è stabilire obiettivi chiari e realistici. Questi obiettivi non dovrebbero limitarsi solo alla perdita di peso, ma includere anche miglioramenti nella salute generale, livelli di energia e benessere mentale. Gli obiettivi a breve termine possono aiutarti a rimanere concentrato e darti un senso di realizzazione, mentre quelli a lungo termine ti forniranno una visione e una direzione. Celebrare ogni piccolo successo lungo il percorso ti darà un senso di progresso e ti incoraggerà a continuare.

Un altro aspetto fondamentale per mantenere la motivazione è l'istruzione. Approfondire la conoscenza sulla dieta chetogenica, comprenderne i benefici scientifici e imparare come funziona può rafforzare la tua determinazione. Quando comprendi il motivo per cui stai facendo determinate scelte alimentari e come queste influenzano il tuo corpo, diventa più facile rimanere fedeli al tuo percorso.

È importante anche circondarsi di una comunità di supporto. Che si tratti di amici, familiari o gruppi online, avere persone che condividono gli stessi obiettivi può essere estremamente motivante. Queste comunità possono fornire sostegno, consigli, condivisione di ricette e esperienze personali. Sentirsi parte di una comunità può aiutarti a superare i momenti difficili e a celebrare i successi.

Affrontare le sfide con un atteggiamento positivo è cruciale. Ci saranno momenti in cui potresti sperimentare rallentamenti o battute d'arresto. È importante non essere troppo critici con se stessi e vedere questi momenti come opportunità di apprendimento e crescita. Ricorda, ogni viaggio ha le sue difficoltà, ma è il modo in cui le affronti a definire il tuo successo.

La personalizzazione del tuo piano alimentare è un altro modo per rimanere motivati. La dieta chetogenica offre una varietà di alimenti e ricette che possono essere adattate ai tuoi gusti e preferenze. Sperimentare in cucina e scoprire nuovi piatti può rendere il viaggio più piacevole e meno monotono.

Infine, è importante monitorare il proprio progresso. Che si tratti di tenere un diario alimentare, fare foto di progresso o semplicemente prendere nota di come ti senti, avere un registro tangibile del tuo viaggio può servire come un potente promemoria del perché hai iniziato e di quanto hai già raggiunto.

In conclusione, rimanere motivati nel percorso chetogenico richiede un approccio olistico che include la definizione di obiettivi, l'istruzione, il sostegno della comunità, un atteggiamento positivo, la personalizzazione e il monitoraggio del progresso. Con queste strategie, puoi trasformare il percorso chetogenico in un viaggio gratificante e soddisfacente verso il benessere e la salute ottimale.

Capitolo 12: Piano Alimentare di 60 Giorni

12.1. Strutturare il Tuo Percorso Chetogenico

Intraprendere un viaggio verso un nuovo stile di vita, in particolare quello chetogenico, richiede più di una semplice volontà; richiede una pianificazione meticolosa, una profonda comprensione del proprio corpo e l'accettazione che il cambiamento non avviene dall'oggi al domani. Questo capitolo è dedicato a guidarti in un piano alimentare di 60 giorni, non solo per iniziare la tua avventura nella dieta chetogenica, ma anche per integrarla come parte sostenibile della tua vita quotidiana.

All'inizio di questo percorso, prepararsi mentalmente e fisicamente è essenziale. Capire il concetto di chetosi, i suoi benefici e le sfide che potrebbero presentarsi lungo il cammino è il primo passo. Questa conoscenza ti fornirà la base necessaria per navigare nel percorso con fiducia e determinazione.

La pianificazione dei pasti è l'elemento centrale per garantire il successo in questo regime alimentare. Non si tratta solo di scegliere alimenti a basso contenuto di carboidrati, ma di capire come bilanciare correttamente i nutrienti per soddisfare le esigenze energetiche del tuo corpo. Un diario alimentare durante i primi 30 giorni può essere uno strumento prezioso per monitorare l'assunzione di carboidrati, proteine e grassi e per apportare le necessarie modifiche lungo il percorso.

La diversità nella scelta degli alimenti è vitale per mantenere alto l'interesse e assicurarsi che il corpo riceva tutti i micronutrienti di cui ha bisogno. Integrare una varietà di verdure a basso contenuto di carboidrati, proteine di alta qualità e grassi sani renderà il tuo viaggio non solo più sano, ma anche più piacevole.

Un aspetto cruciale di questo percorso è ascoltare e adattarsi alle risposte del tuo corpo. La chetosi può variare in intensità da persona a persona; quindi, è fondamentale essere attenti ai segnali del proprio corpo e apportare modifiche quando necessario. Se ti senti stanco o affaticato, potrebbe essere necessario regolare l'assunzione di grassi o di proteine.

Affrontare gli ostacoli è un'altra parte integrante di questo viaggio. Siano essi tentazioni alimentari o sfide nel mantenere il regime, è importante sviluppare strategie per gestire queste situazioni. Avere a disposizione snack chetogenici può essere un ottimo modo per evitare deviazioni dal percorso.

L'inclusione dell'esercizio fisico nel tuo regime quotidiano non solo aiuterà a bruciare i grassi e a costruire muscoli, ma aumenterà anche il tuo umore e i livelli di energia. Un'attività fisica moderata, adatta al tuo livello di fitness e alle tue preferenze, può fare una grande differenza nel tuo viaggio chetogenico.

Verso la fine del piano di 60 giorni, è il momento di valutare i progressi compiuti. Rifletti su come ti senti, sui cambiamenti che hai notato e su come vuoi procedere. Questa autovalutazione ti guiderà nel fare le necessarie modifiche per rendere il percorso chetogenico una parte sostenibile e piacevole della tua vita.

In conclusione, questo viaggio non è solo una questione di perdita di peso o di seguire una dieta rigida. È un percorso di scoperta personale, di apprendimento su come il cibo influisce sul tuo corpo e sulla tua mente, e di trovare un equilibrio che funzioni per te. Ricorda, il successo in questo percorso si misura non solo dai risultati visibili, ma anche dalla tua salute complessiva, dal benessere e dalla felicità che scoprirai lungo la strada.

12.2. Esempi di Menu Settimanali

L'adozione di uno stile di vita chetogenico può sembrare una sfida, specialmente quando si tratta di pianificare i pasti. Tuttavia, con un po' di creatività e conoscenza degli alimenti consentiti, puoi facilmente creare menu settimanali che siano sia deliziosi che conformi alle linee guida della dieta chetogenica. In questo capitolo, esploreremo esempi di menu settimanali che ti aiuteranno a rimanere in pista con la tua dieta chetogenica, mantenendo al contempo varietà e gusto.

Prima di tutto, è importante comprendere la base della dieta chetogenica: il consumo di alimenti ad alto contenuto di grassi, moderato in proteine e basso in carboidrati. Questo bilanciamento macronutrienti aiuta il tuo corpo a entrare in uno stato di chetosi, dove brucia grassi per energia invece dei carboidrati.

Cominciamo con alcuni esempi di colazioni che possono essere preparate in anticipo o fatti al momento. Una colazione classica chetogenica potrebbe consistere in uova strapazzate con avocado e pancetta. Per una versione da viaggio, potresti preparare delle mini frittate con spinaci, formaggio feta e pomodori, cotte in una teglia per muffin. Se sei in cerca di qualcosa di dolce, il porridge chetogenico a base di farina di cocco, latte di mandorla e qualche frutto di bosco può essere una deliziosa alternativa.

Passando ai pranzi, una grande opzione è preparare insalate ricche e nutrienti. Ad esempio, un'insalata di pollo alla griglia con verdure verdi, avocado, noci e un condimento a base di olio d'oliva e limone. Un'altra opzione potrebbe essere una insalata di salmone con spinaci, asparagi grigliati e semi di girasole, condita con un'emulsione di senape e olio d'oliva.

Per la cena, le opzioni sono davvero variegate. Un piatto potrebbe essere una bistecca di manzo alla griglia con un contorno di asparagi avvolti in prosciutto crudo. Un'altra opzione può essere una lasagna chetogenica, dove le lasagne tradizionali sono sostituite da strisce di zucchine, con ripieno di carne e ricotta.

Gli snack sono un elemento fondamentale per mantenere il controllo della fame tra un pasto e l'altro. Opzioni convenienti includono bastoncini di formaggio, olive, frutta a guscio o un avocado tagliato a metà condito con sale e pepe. Questi snack non solo placano la fame, ma offrono anche una buona dose di grassi sani.

Oltre a queste idee, è essenziale bere molta acqua e restare idratati. La dieta chetogenica può portare a una perdita di liquidi, quindi l'acqua è particolarmente importante. Le bevande come il tè verde o il caffè possono essere consumate, ma è meglio evitarne le versioni zuccherate.

Infine, quando si tratta di dolci e dessert, ci sono molte ricette chetogeniche che possono soddisfare la tua voglia di dolce senza compromettere il tuo stato di chetosi. Per esempio, il budino di chia con latte di cocco e un tocco di stevia può essere un'opzione leggera e soddisfacente.

Questi esempi di menu settimanali non solo offrono un'idea su come potrebbe essere un'alimentazione chetogenica equilibrata, ma dimostrano anche come si possano creare piatti deliziosi e vari senza rinunciare al gusto. Ricorda, l'obiettivo è trovare un equilibrio tra il rispetto delle linee guida chetogeniche e il godimento dei cibi che ami, garantendo al contempo che la tua dieta rimanga interessante e appagante.

Ora degli esempi di un piano alimentare di 60 gironi suddivo in 8 settimane:

Settimana 1:

Giorno	Colazione	Pranzo	Cena	Snack
Lunedì	Uova e pancetta con avocado	Insalata di pollo e avocado	Bistecca con asparagi	Olive e formaggio
Martedì	Smoothie di frutti rossi e cocco	Insalata di salmone e spinaci	Pollo al curry con cavolfiore	Mandorle
Mercoledì	Yogurt greco e noci	Hamburger chetogenico senza pane	Salmone al forno con broccoli	Avocado
Giovedì	Pancake chetogenico con frutti di bosco	Insalata Caesar con pollo	Spiedini di gamberi e verdure	Frutta a guscio
Venerdì	Porridge di semi di chia	Wrap di lattuga con carne e formaggio	Pizza chetogenica	Bastoncini di formaggio
Sabato	Frittata con verdure	Zuppa di pollo e verdure	Bistecca con funghi	Hummus di avocado
Domenica	Omelette con formaggio e prosciutto	Insalata greca con feta e olive	Arrosto di manzo con verdure	Gelato chetogenico

Settimana 2:

Giorno	Colazione	Pranzo	Cena	Snack
Lunedì	Frittata di spinaci e feta	Insalata di tonno	Pollo al pesto con zoodles	Mandorle tostate
Martedì	Pancake chetogenici	Avocado ripieno di gamberetti	Stufato di manzo con verdure	Bastoncini di mozzarella

Giorno	Colazione	Pranzo	Cena	Snack
Mercoledì	Yogurt greco con semi di chia	Insalata di pollo cajun	Salmone grigliato con asparagi	Frutta a guscio
Giovedì	Uova strapazzate con avocado	Zuppa di verdure chetogenica	Bistecca ai ferri con broccoli	Olive
Venerdì	Smoothie di frutti di bosco	Insalata caprese con prosciutto	Pizza chetogenica	Formaggio a cubetti
Sabato	Omelette con funghi e prosciutto	Hamburger chetogenico senza pane	Curry di pollo con riso di cavolfiore	Hummus di avocado con verdure crude
Domenica	Crepes chetogeniche	Club sandwich chetogenico	Arrosto di maiale con verdure arrosto	Gelato chetogenico

Settimana3:

Giorno	Colazione	Pranzo	Cena	Snack
Lunedì	Omelette con peperoni e cipolle	Insalata di pollo e avocado	Bistecca con funghi e asparagi	Frutta secca mista
Martedì	Porridge di chia e cocco	Wrap chetogenico con salmone affumicato	Pollo al curry con riso di cavolfiore	Bastoncini di mozzarella
Mercoledì	Bacon e uova	Zuppa di verdure e pancetta	Filetto di maiale con salsa di panna	Avocado e gamberetti

Giorno	Colazione	Pranzo	Cena	Snack
Giovedì	Frullato di avocado e cacao	Insalata greca con feta	Lasagna chetogenica con zucchine	Noci e semi misti
Venerdì	Pane chetogenico tostato con burro di arachidi	Burger chetogenico senza pane	Filetto di branzino con insalata mista	Gelato chetogenico alla vaniglia
Sabato	Yogurt greco con noci	Polpettone di carne con insalata	Pizza chetogenica con base di formaggio	Formaggio e salame
Domenica	Pancake di mandorle	Salmone al forno con crema di spinaci	Arrosto di agnello con verdure arrosto	Barrette energetiche chetogeniche

Settimana 4:

Giorno	Colazione	Pranzo	Cena	Snack
Lunedì	Pancake di cocco e mandorle	Insalata di tonno con avocado	Filetto di salmone con asparagi grigliati	Olive e formaggio
Martedì	Uova strapazzate con spinaci e feta	Zuppa di pollo e verdure	Spiedini di pollo e peperoni	Frutta a guscio mista
Mercoledì	Frullato di lamponi e panna montata	Insalata Caesar con pollo grigliato	Stufato di manzo con verdure	Yogurt greco con noci

Giorno	Colazione	Pranzo	Cena	Snack
Giovedì	Frittata di asparagi e prosciutto	Hamburger chetogenico con insalata	Pollo al limone con cavolo saltato	Sticks di formaggio
Venerdì	Yogurt greco con bacche miste	Roll di lattuga con gamberetti	Costolette di agnello con salsa di menta	Cioccolato fondente 85%
Sabato	Waffle chetogenici con sciroppo d'acero	Insalata di avocado e gamberi	Bistecca alla griglia con funghi	Frutta secca mista
Domenica	Crepes chetogeniche con crema di formaggio	Pollo alla griglia con insalata greca	Lasagna chetogenica con zucchine e carne	Mousse al cioccolato chetogenica

Settimana 5:

Giorno	Colazione	Pranzo	Cena	Snack
Lunedì	Omelette con funghi e formaggio	Insalata di pollo al curry	Arrosto di maiale con broccoli al vapore	Mandorle tostate
Martedì	Frullato di avocado e cacao	Insalata di gamberi e avocado	Polpette di tacchino con salsa marinara	Bastoncini di mozzarella
Mercoledì	Pancake di farina di mandorle	Salmone affumicato con crema di formaggio	Bistecca con burro all'erba cipollina	Oliva e salame

Giorno	Colazione	Pranzo	Cena	Snack
Giovedì	Uova in camicia con pancetta	Insalata Caesar con pollo	Anatra arrosto con cavolfiori al forno	Mirtilli e panna montata
Venerdì	Yogurt greco con noci e cannella	Avocado ripieno di tonno	Filetto di branzino con insalata mista	Quadretti di cioccolato fondente
Sabato	Omelette con spinaci e pomodori secchi	Insalata greca con feta e olive	Costine di maiale barbecue con cavolo	Frutta secca
Domenica	Waffle chetogenici con panna montata	Pollo alla griglia con insalata caprese	Lasagna chetogenica con formaggio e spinaci	Gelato chetogenico al cioccolato

Settimana 6:

Giorno	Colazione	Pranzo	Cena	Snack
Lunedì	Yogurt greco con frutti di bosco	Insalata di pollo con avocado e bacon	Salmone al forno con asparagi	Quadretti di cioccolato fondente
Martedì	Frittata con peperoni e cipolle	Zuppa di funghi chetogenica	Stufato di manzo con verdure	Olive e formaggio
Mercoledì	Crepes chetogeniche con ricotta	Hamburger senza pane con insalata	Pollo arrosto con crema di spinaci	Frutta a guscio
Giovedì	Pancetta e uova al tegamino	Wrap di lattuga con gamberetti e maionese	Agnello alla griglia con insalata greca	Bastoncini di cetriolo e guacamole

Giorno	Colazione	Pranzo	Cena	Snack
Venerdì	Budino di chia con latte di cocco	Insalata di tonno con sedano e maionese	Pizza chetogenica con mozzarella e salame	Gelato chetogenico alla vaniglia
Sabato	Porridge chetogenico con noci	Avocado farcito con salmone affumicato	Costolette di agnello con purè di cavolfiore	Mandorle tostate
Domenica	Uova strapazzate con spinaci e feta	Petto di pollo alla griglia con insalata mista	Arrosto di maiale con crema di funghi	Mousse di avocado al cacao

Settimana 7:

Giorno	Colazione	Pranzo	Cena	Snack
Lunedì	Omelette con spinaci e formaggio di capra	Insalata di pollo al curry con mandorle	Filetto di trota al forno con broccoli	Bastoncini di mozzarella
Martedì	Pancakes chetogenici con burro di mandorle	Tacos chetogenici con carne e guacamole	Cosce di pollo in salsa di crema e funghi	Avocado ripieno di tonno
Mercoledì	Uova in camicia su letto di avocado	Insalata di gamberi con avocado e lime	Bistecca ai ferri con insalata di rucola	Frutti di bosco con panna montata
Giovedì	Smoothie al cocco e lamponi	Panino chetogenico con salame e formaggio	Spiedini di pollo con peperoni	Chips di cavolo nero

Giorno	Colazione	Pranzo	Cena	Snack
Venerdì	Yogurt greco con noci e cannella	Salmone affumicato su insalata di campo	Hamburger chetogenico con lattuga	Quadrotti di cioccolato fondente
Sabato	Frittata con asparagi e prosciutto	Zuppa di cavolfiore e formaggio cheddar	Anatra arrosto con salsa di ribes	Olive e formaggio
Domenica	Crepes chetogeniche con mirtilli	Insalata cesar con pollo grigliato	Lasagne chetogeniche con zucca e ricotta	Gelato chetogenico al cioccolato

Settimana 8:

Giorno	Colazione	Pranzo	Cena	Snack
Lunedì	Porridge chetogenico di semi di lino	Insalata di pollo e avocado	Bistecca di maiale con cavolo saltato	Cubetti di formaggio
Martedì	Uova strapazzate con pancetta	Hamburger di salmone con insalata mista	Pollo alla cacciatora con funghi	Noci e mandorle tostate
Mercoledì	Chia pudding con cocco e bacche	Roll di lattuga con tacchino e formaggio	Spaghetti di zucchine alla carbonara	Bastoncini di cetriolo con hummus chetogenico
Giovedì	Pancakes di mandorle	Insalata di tonno e fagioli verdi	Cotolette di agnello con purè di cavolfiore	Quadretti di cioccolato fondente

Giorno	Colazione	Pranzo	Cena	Snack
Venerdì	Yogurt greco con semi di chia	Zuppa di broccoli e cheddar	Pizza chetogenica con mozzarella e pepperoni	Frutta secca e cioccolato
Sabato	Frittata con pomodorini e spinaci	Involtini di prosciutto e formaggio	Salsicce grigliate con peperoni arrostiti	Yogurt greco con bacche fresche
Domenica	Crepes chetogeniche con panna	Insalata caprese con mozzarella di bufala	Arrosto di manzo con verdure al forno	Gelato chetogenico alla vaniglia

12.3. Personalizzazione e Adattabilità

Un piano alimentare chetogenico di 60 giorni può trasformarsi in un potente strumento per il benessere e la salute ottimale, ma la vera efficacia si manifesta nella sua personalizzazione e adattabilità. Questa sezione esplora come adattare il piano alimentare alle tue esigenze individuali, preferenze e stile di vita, trasformandolo da un semplice elenco di cibi in un percorso personalizzato verso la salute.

La personalizzazione inizia con l'ascolto attento del tuo corpo. Ogni individuo ha esigenze nutrizionali uniche, influenzate da fattori come età, sesso, livello di attività fisica e condizioni di salute. Durante il percorso chetogenico, è fondamentale osservare come reagisce il tuo corpo. Potresti aver bisogno di più proteine dopo un allenamento intenso o più grassi in giorni di intenso lavoro mentale. Adatta le porzioni e la composizione dei pasti in base a come ti senti. Una varietà alimentare è essenziale per un'alimentazione sana e sostenibile. Anche all'interno del regime chetogenico, esistono infinite possibilità di combinare alimenti per creare pasti deliziosi e nutritivi. Sperimenta con nuove ricette, diversi tipi di verdure a basso contenuto di carboidrati e varie fonti proteiche. Questo non solo mantiene il piano alimentare interessante ma assicura anche che tu riceva un'ampia gamma di nutrienti essenziali.

La dieta chetogenica non deve isolarti socialmente. Con un po' di pianificazione, puoi partecipare a cene fuori, feste e riunioni senza deviare dal tuo percorso. Cerca opzioni chetogeniche nel menu o richiedi modifiche semplici, come sostituire i contorni ricchi di carboidrati con verdure. Considera di portare un piatto chetogenico agli eventi sociali, così avrai sempre qualcosa di adatto a te da mangiare.

Man mano che procedi con il piano alimentare, presta attenzione ai segnali del tuo corpo. Se noti che certi alimenti ti fanno sentire gonfio o stanco, considera di eliminarli o ridurli. Al contrario, se alcuni cibi ti fanno sentire particolarmente energico e soddisfatto, includili più spesso nel tuo piano.

Le tue esigenze nutrizionali e le preferenze alimentari possono cambiare nel tempo. Essere aperti a modificare il piano alimentare nel tempo è fondamentale per il successo a lungo termine. Questo potrebbe significare cambiare i tipi di grassi che consumi, giocare con la proporzione di macro-nutrienti, o integrare periodi di maggiore flessibilità carboidratica.

Sperimentare in cucina può essere incredibilmente gratificante e un modo efficace per mantenere l'interesse per la tua dieta. Esplora nuove ricette chetogeniche, sperimenta con sostituti a basso contenuto di carboidrati, come la farina di mandorle o di cocco, e trova modi creativi per reinventare i tuoi piatti preferiti in versioni chetogeniche.

La nutrizione va oltre il cibo. Come ti senti mentre mangi e il tuo stato emotivo giocano un ruolo cruciale nella tua salute generale. Riconoscere e rispondere alle tue esigenze emotive, come mangiare per conforto o per stress, è fondamentale. Imparare strategie di coping sane, come la meditazione o l'esercizio fisico, può aiutarti a mantenere la tua dieta chetogenica in equilibrio con il tuo benessere emotivo.

Tieni traccia del tuo progresso e fai regolari valutazioni dello stato di salute. Usa un diario alimentare o un'app per monitorare ciò che mangi e come ti senti. Questo ti aiuterà a identificare modelli, capire cosa funziona meglio per te, e apportare le modifiche necessarie.

Se ti trovi confuso o hai bisogno di una guida più personalizzata, non esitare a consultare un nutrizionista o un medico specializzato in diete chetogeniche. Possono offrirti consigli su misura in base alle tue esigenze di salute specifiche, aiutandoti a massimizzare i benefici della dieta chetogenica.

La personalizzazione e l'adattabilità sono la chiave del successo a lungo termine con un piano alimentare chetogenico. Ricorda, il percorso chetogenico è unico per ogni individuo. Attraverso l'ascolto del tuo corpo, la sperimentazione e l'adattamento, puoi creare un piano alimentare che sia non solo efficace ma anche piacevole e sostenibile nel tempo.

Capitolo 13: Verso un Futuro Chetogenico

13.1. Sostenibilità a Lungo Termine della Dieta Chetogenica

La sostenibilità a lungo termine della dieta chetogenica è un argomento fondamentale per chiunque sia interessato a intraprendere o proseguire questo percorso nutrizionale. Spesso vista come una soluzione rapida per la perdita di peso, la chetogenica, in realtà, offre molto di più. È un approccio alimentare che, se adottato correttamente, può portare a benefici duraturi per la salute, la vitalità e il benessere generale. Tuttavia, la sostenibilità di questo regime alimentare va ben oltre il semplice mantenimento di un basso apporto di carboidrati; richiede una comprensione profonda del proprio corpo, una pianificazione attenta e, soprattutto, un approccio olistico alla nutrizione.

Uno degli aspetti più importanti per garantire la sostenibilità a lungo termine della dieta chetogenica è la comprensione che non si tratta solo di una "dieta" nel senso tradizionale del termine. È piuttosto uno stile di vita. Ciò significa che oltre a concentrarsi sui tipi di cibo che si mangiano, è fondamentale prestare attenzione ad altri aspetti della vita, come l'attività fisica, il sonno e la gestione dello stress. Questi elementi giocano un ruolo cruciale nel supportare il metabolismo e nel promuovere il benessere generale.

L'adattabilità è un altro fattore chiave per la sostenibilità. La dieta chetogenica non deve essere rigida o monotona. Può e deve essere adattata alle esigenze individuali, alle preferenze e alle circostanze di vita. Questo significa essere disposti a fare esperimenti con diversi tipi di alimenti chetogenici, scoprire quali piatti si adattano meglio al tuo stile di vita e alle tue preferenze gustative e imparare a modificare la dieta in base alle esigenze e agli obiettivi personali. Incorporare una varietà di alimenti nutrienti è essenziale. Anche se la dieta chetogenica limita i carboidrati, ci sono ancora molte opzioni per un'alimentazione varia e nutritiva. Verdure a basso contenuto di carboidrati, fonti di proteine di alta qualità e grassi sani dovrebbero essere la base della dieta. Questo non solo aiuta a evitare la noia alimentare ma assicura anche che il corpo riceva tutti i nutrienti essenziali necessari per funzionare al meglio.

Un approccio olistico alla salute è fondamentale. La dieta chetogenica non è solo una questione di perdita di peso; è anche uno strumento potente per migliorare la salute generale. Benefici come una maggiore chiarezza mentale, livelli di energia migliorati e una riduzione dell'infiammazione sono tutti aspetti importanti di questo regime alimentare. Tuttavia, per sfruttare appieno questi benefici, è importante considerare la dieta chetogenica come parte di un approccio più ampio alla salute e al benessere.

Inoltre, è importante essere realistici e pazienti. La transizione a una dieta chetogenica può richiedere tempo e adattamento, sia fisicamente che mentalmente. Essere pazienti con se stessi durante questo periodo di transizione è cruciale. Alcune persone potrebbero scoprire che entrano in chetosi rapidamente, mentre per altri potrebbe richiedere più tempo. Ascoltare il proprio corpo e adeguarsi di conseguenza è essenziale.

Il supporto sociale può anche giocare un ruolo significativo nella sostenibilità a lungo termine della dieta chetogenica. Condividere esperienze, scambiare ricette e consigli con altri che seguono un percorso simile può fornire una fonte preziosa di motivazione e ispirazione. Che si tratti di gruppi online, di amici o di familiari, avere una rete di supporto può fare una grande differenza.

Infine, è importante ricordare che la dieta chetogenica non è una soluzione adatta a tutti. Mentre molte persone traggono grandi benefici da questo stile alimentare, potrebbe non essere adatto per tutti. Ascoltare il proprio corpo, lavorare con professionisti della salute e fare scelte alimentari consapevoli è fondamentale.

In conclusione, la sostenibilità a lungo termine della dieta chetogenica richiede più di una semplice riduzione dei carboidrati. Richiede un approccio olistico alla vita, che include una nutrizione equilibrata, attività fisica, gestione dello stress e supporto sociale. Con la giusta mentalità, la dieta chetogenica può diventare non solo un percorso per la perdita di peso, ma un viaggio verso una salute e un benessere ottimali.

13.2. Riflessioni e Consigli per il Futuro

La dieta chetogenica, un viaggio che inizia come un percorso per raggiungere specifici obiettivi di salute e forma fisica, può trasformarsi in un'avventura di scoperta di sé e di consapevolezza del proprio corpo.

Questa evoluzione non è soltanto un cambiamento nell'alimentazione, ma rappresenta un vero e proprio cambiamento di paradigma nella percezione del cibo e del benessere. Mentre ci avviciniamo al futuro della dieta chetogenica, è fondamentale riflettere su ciò che abbiamo imparato e su come possiamo continuare a crescere e ad adattarci.

Uno degli insegnamenti più preziosi che la dieta chetogenica offre è la capacità di ascoltare e comprendere il proprio corpo. Con l'eliminazione dei carboidrati ad alto indice glicemico e l'introduzione di alimenti ricchi di grassi salutari, molti hanno sperimentato una maggiore chiarezza mentale, livelli di energia più stabili e un miglioramento generale del benessere. Questa maggiore consapevolezza corporea ci guida verso scelte alimentari più consapevoli, che non sono dettate da mode passeggere o da rigide regole dietetiche, ma dal profondo ascolto delle necessità del nostro organismo.

Guardando al futuro, è essenziale che la dieta chetogenica continui a essere flessibile e personalizzabile. Ogni individuo ha esigenze, obiettivi e preferenze unici. La chetogenica non è un modello fisso, ma un quadro flessibile che può essere adattato per soddisfare una vasta gamma di stili di vita e obiettivi di salute. Che si tratti di atleti che cercano di ottimizzare le prestazioni, di individui che mirano a perdere peso o di persone che cercano di migliorare la loro salute generale, la dieta chetogenica può essere modulata per soddisfare queste diverse esigenze.

Un altro aspetto cruciale per il futuro della dieta chetogenica è la sua integrazione nella vita quotidiana. Per molti, il passaggio a un'alimentazione chetogenica può sembrare scoraggiante, specialmente considerando le abitudini alimentari prevalenti nella società moderna. Tuttavia, con l'aumento della consapevolezza e della disponibilità di opzioni alimentari chetogeniche, sta diventando sempre più facile incorporare questo regime nella vita di tutti i giorni. Dalle opzioni di ristorazione alle ricette facili e veloci per la preparazione dei pasti, la chetogenica sta diventando sempre più accessibile.

La ricerca e l'innovazione giocheranno un ruolo cruciale nel futuro della dieta chetogenica. Man mano che ne scopriamo di più sui benefici e sulle potenziali applicazioni, è probabile che vedremo nuove e entusiasmanti evoluzioni in questo campo. La ricerca può aiutare a sfatare miti e fraintendimenti, fornendo una base solida di conoscenze su cui costruire. Inoltre, l'innovazione nel settore alimentare, compresa la creazione di prodotti chetogenici più vari e appetitosi, renderà questa dieta sempre più accessibile e piacevole.

Infine, è fondamentale che la comunità chetogenica continui a crescere e a supportarsi a vicenda. I gruppi di supporto, i forum online e gli incontri comunitari sono risorse inestimabili per chiunque intraprenda o prosegua il proprio viaggio chetogenico. Condividere esperienze, consigli e ricette può non solo aiutare i nuovi adepti a sentirsi meno soli nel loro percorso, ma può anche fornire una fonte costante di ispirazione e motivazione.

In conclusione, il futuro della dieta chetogenica è luminoso e promettente. Con una maggiore consapevolezza, flessibilità, ricerca e supporto comunitario, possiamo continuare a esplorare e sfruttare i benefici di questa potente modalità alimentare. La dieta chetogenica non è solo un modo per mangiare; è un modo per vivere, imparare e crescere. Con il giusto approccio e mentalità, possiamo trasformare il nostro rapporto con il cibo e con noi stessi, intraprendendo un viaggio di salute e benessere che dura tutta la vita.

13.3. Celebrare il Viaggio e i Successi

Nel percorso verso un futuro chetogenico sostenibile e arricchente, è fondamentale fermarsi a celebrare i traguardi raggiunti e riflettere sui successi ottenuti. La dieta chetogenica, più che un semplice regime alimentare, rappresenta un viaggio di trasformazione personale, durante il quale si imparano nuove abitudini, si sperimentano cambiamenti nel proprio corpo e si raggiungono obiettivi inaspettati. Questo capitolo si propone di esplorare il significato del celebrare i successi e di riflettere sul percorso intrapreso, sottolineando l'importanza di riconoscere e valorizzare ogni passo compiuto.

Partiamo dal concetto di successo nella dieta chetogenica. Spesso, i traguardi vengono misurati in termini di perdita di peso o miglioramento delle prestazioni fisiche. Tuttavia, i successi in questo viaggio possono assumere molte forme diverse: il miglioramento del benessere generale, una maggiore chiarezza mentale, o semplicemente la capacità di mantenere uno stile di vita chetogenico a lungo termine. Ogni individuo può avere obiettivi e definizioni personali di successo, e riconoscerli è fondamentale per mantenere la motivazione e la determinazione nel tempo.

Celebrare i successi non significa solo riconoscere i grandi traguardi, ma anche valorizzare i piccoli passi quotidiani che conducono al raggiungimento degli obiettivi a lungo termine. Può trattarsi di scegliere un'opzione chetogenica in un ristorante, di resistere a un tentativo di abbandonare la dieta in un momento di stress, o di trovare piacere nel preparare un pasto sano e gustoso. Ogni decisione che supporta il percorso chetogenico è un successo in sé e merita di essere celebrata.

Inoltre, è importante considerare come la celebrazione dei successi influenzi la nostra percezione del viaggio chetogenico. La tendenza a focalizzarsi esclusivamente sui risultati a lungo termine può talvolta oscurare i progressi quotidiani, creando sentimenti di frustrazione o insoddisfazione. Al contrario, celebrare i piccoli successi aiuta a mantenere un atteggiamento positivo e a riconoscere il valore intrinseco del processo di cambiamento, indipendentemente dalla velocità o dalla grandezza dei risultati.

Per celebrare in modo efficace, è utile stabilire dei rituali o delle tradizioni personali che riconoscano i traguardi raggiunti. Questo può significare premiarsi con esperienze significative, come un viaggio o un'attività speciale, oppure semplicemente concedersi un momento di riflessione e gratitudine per i progressi fatti. Celebrare con gli altri, condividendo i successi con amici, familiari o membri della comunità chetogenica, può inoltre rafforzare il senso di appartenenza e supporto reciproco.

Riflettere sul viaggio intrapreso è un altro aspetto cruciale di questo processo. Guardando indietro al percorso compiuto, è possibile valutare cosa ha funzionato e cosa no, apprendere dalle proprie esperienze e adattarsi di conseguenza. La riflessione permette di sviluppare una comprensione più profonda di sé stessi e delle proprie esigenze, portando a scelte più consapevoli e a una maggiore resilienza di fronte alle sfide future.

In conclusione, celebrare il viaggio e i successi nella dieta chetogenica è essenziale per mantenere una prospettiva positiva e motivata. Attraverso la celebrazione e la riflessione, si può costruire una relazione più profonda e gratificante con il proprio percorso di salute e benessere. Questo approccio non solo arricchisce l'esperienza chetogenica, ma fornisce anche le basi per un futuro sostenibile e realizzato, nel quale ogni passo, grande o piccolo, è un motivo di orgoglio e celebrazione.